Bel & Bien

Stanislas Gusman
préface d'Agathe Lecaron

Le (bon) sucre, c'est la santé !

La méthode pour manger sucré sans risque

LEDUC

Sommaire

Confessions d'une gourmande assumée

Je dois vous faire un aveu. Je suis gourmande. Oui, je sais, certains diront que c'est un vilain défaut. Quoi que… Ce bon vieux Maupassant affirmait que de toutes les passions humaines, la plus respectable lui paraissait être la gourmandise. Et des sept péchés capitaux, celle-ci est sans doute le vice que l'on révèle le plus facilement. Mais dans le même temps, l'époque nous ordonne de manger sainement, de ne pas trop grossir, d'éviter le gras, le sucre, le gluten, le lactose… Bref, tous les bons ingrédients d'un tiramisu bien crémeux…

Alors, peut-on profiter des plaisirs sucrés, surtout quand on est une femme, comme moi, sous la menace de la ménopause et de la prise de poids ? Trop beau pour être vrai ? C'est ce que je pensais avant de recueillir la parole savante des experts que nous avons reçus, Ali Rebeihi et moi-même, dans l'émission *Bel & Bien*. Lors de cette grande messe du bien-être diffusée le samedi matin sur France 2, les nutritionnistes, les gastro-entérologues, les psychologues et tous les spécialistes du « sucré décomplexé » sont formels : « OUI, on peut jouir sans entrave. » Amen. C'est cette parole libératrice que nous allons prêcher au fil des pages de ce livre qui vous permettra de savourer vos délicieux plaisirs sucrés sans trop culpabiliser. Alors, comment faire pour se lâcher sur la tarte aux fraises en préservant sa ligne et sa santé ? Ne faisons pas traîner le suspens plus longtemps.

Suivez le guide en la personne de Stan Gusman, rédacteur en chef et chroniqueur de *Bel & Bien* qui va mettre son gai savoir à votre service.

Agathe Lecaron

Dédiabolisons le sucre

En tant que rédacteur en chef de *Bel & Bien*, cela fait cinq ans que je tutoie les problématiques nutritionnelles que rencontrent les Français au quotidien. Et vous êtes nombreux à être rongés par la culpabilité face à votre assiette. La faute à cette nouvelle croyance : le sucre est devenu l'ennemi public numéro 1. Entre nous, cela s'entend. Comme toute chose consommée en excès, le sucre peut devenir dangereux pour notre organisme. Cependant, il ne faut pas le diaboliser. Il serait regrettable de négliger un de ses aspects essentiels : le sucre est indispensable à notre santé et à notre bien-être. Qui ne s'est jamais consolé avec un pot de glace lors d'une séparation amoureuse ? Qui n'est jamais allé puiser l'énergie qu'il lui manquait dans une barre chocolatée ? Si le sucre existe, ce n'est pas un hasard, c'est même une chance. Je demande donc un moratoire sur cette chasse au sucre car, disons-le, le sucre est un ami, et, comme tout ami, il faut juste le tenir à bonne distance.

Je me suis donc lancé un défi : vous livrer la recette du bonheur. Vous expliquer comment manger sucré sans mettre sa santé en danger, en adoptant les bons réflexes au quotidien. Objectif : zéro contrainte, zéro diabète, zéro culpabilité, mais beaucoup de plaisir.

Je vous promets une méthode gourmande sans prise de tête ni prise de poids. Une révolution bien-être, car le sucre - quand il est bien assimilé - peut être votre meilleur allié.

Pour réussir ce challenge, j'ai convoqué la science d'Ali Rebeihi, la curiosité d'Agathe Lecaron, l'expertise de nos chroniqueurs ainsi que la parole des plus grands experts d'Europe de l'ouest sur le sujet. Je suis très heureux de vous présenter leurs méthodes et leur savants conseils. Parmi ces sommités que nous avons eu la chance de recevoir sur le plateau de *Bel & Bien* :

- le psychiatre et psychothérapeute Christophe André ;
- la neuropsychologue et directrice de recherche Sylvie Chokron ;
- le docteur star de la lutte antidiabète Réginald Allouche ;
- l'endocrinologue Boris Hansel ;
- les diététiciens-nutritionnistes Raphaël Gruman et Flavie Gusman ;
- le docteur en neurosciences Guillaume Fond ;
- le médecin urgentiste Gérald Kierzek ;
- la phyto-aromathérapeute Caroline Gayet ;
- l'endocrino-diabétologue Emmanuelle Lecornet-Sokol ;
- la créatrice de l'alimentation à index glycémique bas Bérengère Philippon.

Un savoir hors normes que je vais utiliser et synthétiser pour réaliser le défi de manger sucré sans frustration et sans danger. Comme on dit dans les grands restaurants : bonne dégustation !

INTRODUCTION

Comprendre le sucre pour en faire son allié santé & bien-être

Le sucre est indispensable à la vie !

Rien ne sert de lutter, vous ne pourrez pas lui résister, car le sucre est aussi vital que l'eau que nous buvons et l'air que nous respirons. Pourquoi ? Parce que notre corps contient des cellules gluco-dépendantes, qui ne peuvent exister que si elles sont alimentées en sucre. Et c'est notamment le cas des cellules du cerveau. Si vous privez votre cerveau de sucre, c'est comme si vous coupiez l'électricité dans une maison. Sans lui, tout s'arrête.

Voici une preuve chiffrée de notre besoin de sucre pour faire fonctionner nos neurones : notre cerveau ne représente que 2% de notre masse corporelle, mais, à lui tout seul, il consomme la moitié du sucre de nos aliments.

Mais ce n'est pas tout. Apprenez que si notre espèce ne s'est pas éteinte, c'est grâce au sucre ! Je m'explique. Faites goûter un gâteau sucré à votre enfant pour la première fois et son visage s'illuminera. Cette prédisposition pour le sucre est un réflexe archaïque hérité de nos lointains ancêtres chasseurs-cueilleurs, qui nous a permis de nous diriger instinctivement vers les aliments les plus caloriques, ceux qui stockent le plus de graisse pour notre survie. Historiquement, il s'agissait de constituer des réserves si la nourriture venait à manquer ; un mécanisme de défense et un goût inné pour le sucre qui est codé dans notre organisme dès le stade fœtal. C'est la première saveur que nous expérimentons dans le ventre de notre mère.

Pour ne rien arranger, cette appétence pour le sucré est inaltérable. Les papilles gustatives du sucre sont les seules à rester constantes du tout début à la fin de notre vie. Quand le goût du salé s'estompe avec l'âge, le plaisir sucré reste intact. Voilà pourquoi votre grand-mère continue à tremper son biscuit préféré dans son café.
Pour toutes ces bonnes raisons, nous ne pouvons sortir le sucre totalement de notre assiette. Nous devons vivre avec, pour notre plus grand plaisir gustatif.

Le sucre saupoudre toute notre alimentation

D'où vient ce plaisant envahisseur ?
Revenons au commencement. Pendant des siècles, le miel fut l'édulcorant de l'humanité. Puis vers le XIe siècle avant notre ère, les Perses firent la découverte d'un drôle de roseau qui produisait du miel sans le concours des abeilles. La culture de la canne à sucre est alors lancée. Elle s'exporte partout dans le monde. Chez les Grecs et les Romains, le sucre est d'abord utilisé à des fins médicinales. Plus tard, cette denrée à l'origine du funeste commerce triangulaire est alors cultivée dans nos « joyeuses colonies » par une main-d'œuvre défiant toute concurrence, afin de satisfaire les plaisirs gustatifs de la haute aristocratie, qui en paiera d'ailleurs un lourd tribut. Les dents gâtées de l'aristocratie européenne ne sont un secret pour personne. Surtout pas pour les peintres qui tirent le portrait des puissants, la bouche fermée et l'air grave afin de dissimuler leurs dents cariées. Pour l'heure, le sucre est un mets d'exception.

Tout change au XIXe siècle. En réponse au blocus anglais sur le sucre antillais, Napoléon Bonaparte ordonne la culture des betteraves sucrières sur le sol français. La révolution industrielle va démocratiser le sucre en poudre raffiné, qui devient un produit de consommation courante, saupoudrant toute notre alimentation. En troquant la coûteuse canne à sucre contre la betterave sucrière bon marché, notre consommation de sucre ajouté passe de 1 kg par an et par personne, à 26 kg lors de la révolution agricole de la betterave à sucre, pour atteindre aujourd'hui les 35 kg annuels par tête de pipe. Une évolution qui, étrangement, suit la courbe de l'obésité mondiale. Coïncidence ? Je ne pense pas. En voici les raisons.

Pourquoi le sucre nous fait grossir ?

Notre corps, c'est comme une voiture. Il a besoin de carburant pour fonctionner. Et notre carburant, c'est le sucre. Nous avons besoin de 25 g par jour pour faire le plein. Au maximum, 50 g au quotidien selon l'Organisation mondiale de la santé (OMS). Hélas, on s'en sert 100 g chaque jour à la pompe. L'équivalent de 20 morceaux de sucre. Ce surplus de sucre va être stocké et synthétisé par notre organisme sous forme de graisse en vue d'une éventuelle disette, sorte de réserve en énergie en cas de coup dur. Or, des famines, Dieu soit loué, nous n'en connaissons plus dans nos sociétés occidentales. Nous n'allons plus jamais puiser dans nos réserves de graisse. Nous prenons du poids. Un phénomène amplifié par la sédentarité de nos modes de vie modernes. On consomme de plus en plus de sucre et on bouge de moins en moins. L'équation est sans appel : on grossit.

Sucre et diabète : quel est le rapport ?

Sucre et diabète, ça vous dit quelque chose ? C'est normal. L'excès de sucre, que l'on trouve essentiellement dans notre alimentation transformée, est responsable de la hausse sans précédent du diabète de type 2. Essayons d'y voir plus clair.
Quand nous mangeons du sucre, le foie le transforme en glucose et l'injecte dans le sang. Face à cette arrivée massive de glucose, on se retrouve face à une « action-réaction » du pancréas, qui sécrète de l'insuline, une hormone qui va faire pénétrer le sucre dans nos cellules afin qu'il soit utilisé comme source d'énergie. En cas de surconsommation de sucre, nos cellules deviennent progressivement résistantes à l'action de l'insuline et notre pancréas fatigue

plus vite que prévu. Il perd en efficacité. Conséquence : le nettoyage n'est plus fait. Notre taux de sucre dans le sang augmente et le diabète apparaît. Selon l'OMS, jusqu'à 80 % des cas de diabète de type 2 pourraient être évités en adoptant un mode de vie sain et en changeant les mauvaises habitudes alimentaires.

Bec salé, bec sucré : sommes-nous tous égaux face au sucre ?

Plutôt salé ou sucré ? Nous avons tous nos préférences. Mais à qui la faute ? On a coutume de dire en psychologie que tout vient de la mère. En matière de sucre, c'est le cas. Il existe un lien avéré entre le liquide amniotique et les préférences gustatives des bébés à naître. Par exemple, si une mère consomme régulièrement des aliments sucrés pendant la grossesse, son bébé montrera une préférence accrue pour les saveurs sucrées. Mais ce n'est pas le seul facteur déterminant. Si une personne a été exposée à des aliments sucrés dès son plus jeune âge, elle peut développer une préférence pour le sucre. D'autres études suggèrent aussi que les personnes qui souffrent de stress chronique ou qui ont vécu des expériences traumatiques peuvent être plus enclines à rechercher des aliments sucrés pour soulager leurs émotions.

Les présentations faites avec le principal intéressé, ouvrons ensemble les délicieux chapitres des plaisirs sucrés. Je vais vous donner le mode d'emploi pour mieux consommer « sucré » afin de rester gourmand, mince, heureux et en bonne santé. Pas mal, non ?

1

SUCRE & ALIMENTATION

Manger sucré, ça s'apprend !

CHAPITRE

L'index glycémique, ou comment s'en servir pour mincir, et plus encore

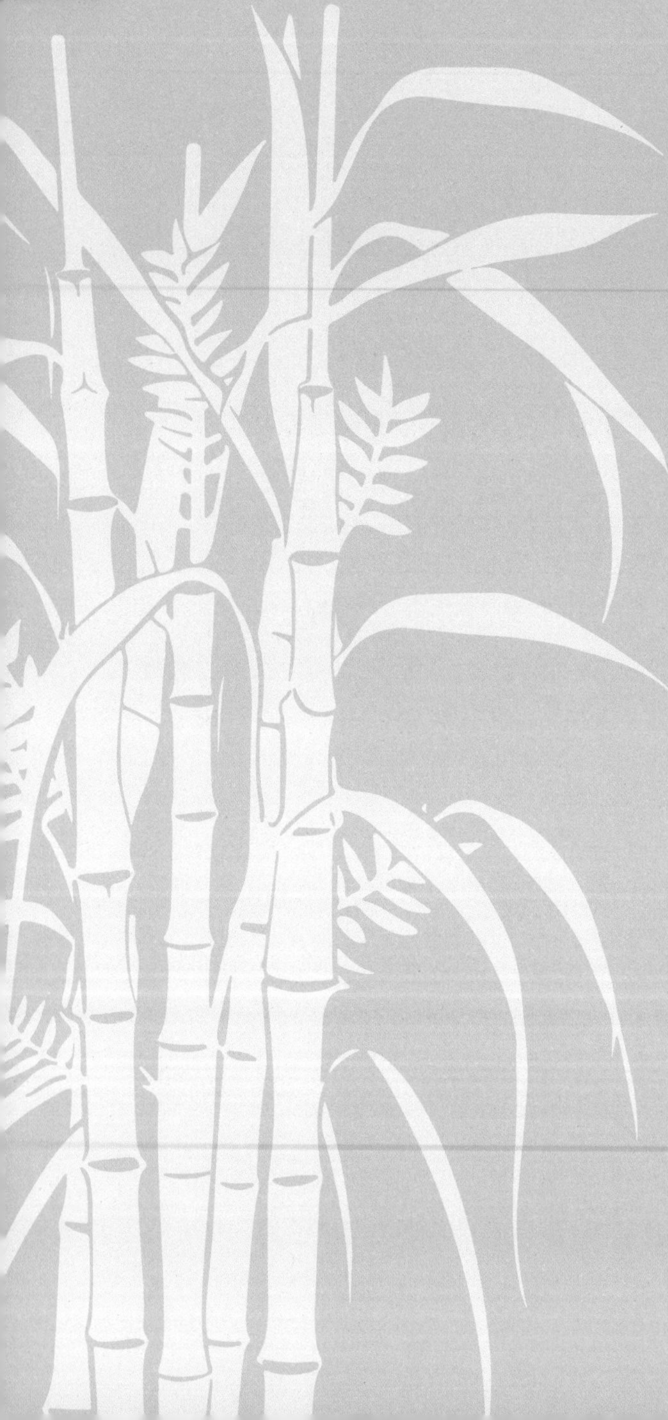

1

Je lâche une bombe en affirmant ceci : le sucre ne fait pas forcément grossir. Il est possible de manger sucré et de façon gourmande sans prendre de poids. Ceci n'est pas une fausse promesse marketing pour un nouveau régime miracle qui vous ferait perdre 30 kg en deux jours. Tout ce qui va suivre a été validé, démontré et recoupé par la science. En adoptant les bons réflexes, on peut manger sucré sans faire exploser les compteurs sur la balance. C'est alimentaire, mon cher Watson.

L'index glycémique : la révolution nutrition

Voici une méthode qui va vous réconcilier avec le sucre. En lissant votre index glycémique, c'est-à-dire votre taux de sucre dans le sang, vous pouvez manger « gourmand » en terrassant les redoutables pics de glycémie responsables de vos kilos superflus. Avant de vous expliquer comment manier cet outil formidable pour avoir un apport en glucose vous procurant énergie et satiété tout au long de la journée, une précision s'impose.

LES DIFFÉRENTS TYPES DE SUCRES

Saccharose, fructose, amidon, lactose, tous ces sucres naturels sont assimilés par notre foie qui les transforme en glucose. Ce dernier circule ensuite dans le sang et va fournir de l'énergie à nos cellules grâce aux effets régulateurs de l'insuline sécrétée par le pancréas. Mais tous les sucres ne produisent pas les mêmes effets. Si on vulgarise, il existe deux types de sucres.

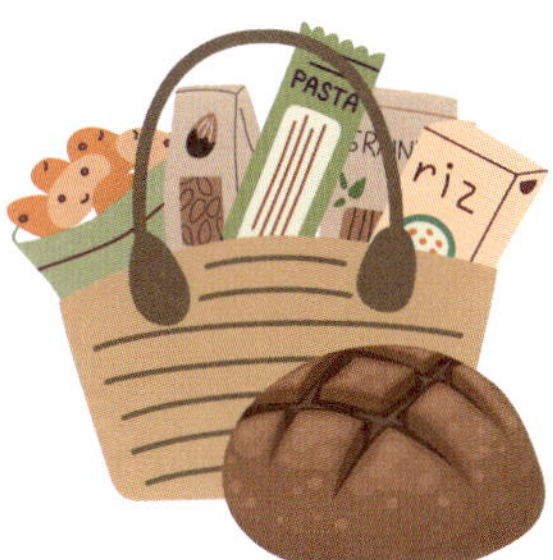

les sucres lents

les sucres rapides

Dans le panier de gauche : les sucres lents, également appelés sucres complexes. On les trouve dans les céréales, les légumineuses, le pain complet, les pâtes, le riz ou les pommes de terre. Ces sucres, qui sont associés à des lipides, des protéines ou des fibres, sont assimilés lentement par notre organisme puisqu'ils doivent se décomposer avant d'alimenter nos cellules. Il en résulte un apport constant d'énergie dans la journée et un sentiment de satiété sans prise de poids. Voilà pourquoi les sportifs les consomment avant une compétition.

Dans le panier de droite : les sucres rapides, également appelés sucres simples. On les trouve dans les jus, les confitures, les gâteaux, le chocolat, les sodas ou les fruits. Ces sucres rapides sont directement assimilés par notre corps pour donner de l'énergie à nos cellules avec un pic de glycémie qui entraîne, sur le moment, un coup de *boost*. Mais si ce sucre n'est pas brûlé rapidement par une activité physique, c'est le retour de bâton avec un choc hypoglycémique… C'est une sorte de manque ressenti par notre corps deux heures après la prise de cette dose intense de sucre et qui peut provoquer des coups de barre, des problèmes de peau, des sautes d'humeur, des fringales et une prise de poids.

L'idée qui commence à faire son chemin actuellement dans la communauté scientifique n'est pas de se priver du délicieux sucre rapide, mais de repenser son alimentation afin d'éviter les pics de glycémie à l'origine de tous nos problèmes. Et pour y arriver, trois règles d'or bien connues des nutritionnistes s'imposent. En les appliquant, plus besoin de se priver.

Les 3 règles d'or pour lisser son index glycémique

La biochimiste Jessie Inchauspé*, la coach en nutrition Bérangère Philippon, le docteur spécialiste de la lutte antidiabète Réginald Allouche***, tous les spécialistes du bon sucre que nous avons eu l'honneur de recevoir dans *Bel & Bien* sont unanimes. Ils identifient 3 règles qui font consensus pour éviter les pics de glycémie.**

RÈGLE D'OR Nº 1 : PASSEZ À LA FIBRE

Pour lisser son index glycémique, il faut commencer chaque repas par une entrée à base de légumes, qu'ils soient cuits ou crus. Les fibres qu'ils contiennent forment un gel dans l'estomac qui ralentit l'arrivée des glucides dans le sang. On recommande donc de manger les aliments dans le bon ordre : les légumes en premier, les protéines et les graisses ensuite, les féculents et le sucre pour finir. Ainsi, vous évitez les shoots de glucose et vous êtes rassasié pendant au moins quatre heures.

Vous l'avez compris, il faut donc revoir notre petit déjeuner français composé de croissant, de confiture et de chocolat au lait. D'autant

---

* Si vous ne connaissez pas encore les travaux de Jessie Inchauspé, plongez-vous dans ses best-sellers *Faites votre glucose révolution* et *La méthode Glucose Goddess* aux éditions Robert Laffont.

** Si vous voulez en savoir en savoir plus sur les bienfaits de l'alimentation à IG bas de Bérangère Philippon, je vous conseille *Zéro sucre et IG bas, le déclic santé* et *Je réussis ma détox sucre* aux éditions Larousse.

*** Pour découvrir les travaux passionnants du docteur Réginald Allouche, je vous invite à vous plonger dans son livre *Sucre : l'ennemi public nº 1,* aux éditions Albin Michel.

plus que c'est au réveil que notre organisme à jeun est le plus sensible au glucose. C'est dur à admettre, mais, en la matière, il faut s'inspirer des Anglais et de leur petit déjeuner salé.

RÈGLE D'OR Nº 2 :
JAMAIS DE SUCRE EN PRISE ISOLÉE

Hors de question d'abolir les sucreries ou de se passer de chocolat. On continue de se faire plaisir. Il suffit de ne jamais manger de sucre en prise isolée. En début de repas, habillez systématiquement vos glucides avec un peu de fibres, de protéines ou de graisses pour ralentir l'arrivée du sucre dans le sang.

Ça n'en demeure pas moins savoureux. Avant votre éclair au chocolat, mangez un yaourt, cinq amandes ou même un morceau de fromage. Votre organisme vous remerciera.

RÈGLE D'OR Nº 3 :
BUVEZ DU VINAIGRE

Je sais, ce n'est pas ce qu'il y a de plus ragoûtant, mais le vinaigre, c'est magique. D'une part, il agit sur la digestion en ralentissant la vitesse à laquelle les féculents se transforment en glucose. Mais il y a mieux. Le vinaigre envoie également un message à nos muscles en leur ordonnant d'absorber le glucose qui arrive après un repas. Un peu comme si on pratiquait du sport sans effort.

Concrètement, comment le consommer ? Vous pouvez diluer une cuil. à s. dans un grand verre d'eau que vous boirez à la paille pour protéger l'émail de vos dents. Si vous le souhaitez, vous avez la possibilité d'ajouter un peu de citron pour plus de douceur. Autre option : mettez votre vinaigre sur votre entrée à base de légumes. Fibres + vinaigre, c'est l'assurance qu'aucun pic de glycémie ne résistera.

Autrement dit, une très bonne assiette de crudités à la vinaigrette maison réalisée avec du vinaigre de cidre de bonne qualité sera parfaite pour commencer son déjeuner sans craindre le pic de glycémie ensuite.

À la découverte de la méthode détox du docteur Réginald Allouche

Le docteur Réginald Allouche est un médecin nutritionniste spécialiste de la lutte contre le diabète. Fort de son expertise, il est venu, sur le plateau de *Bel & Bien*, nous dispenser ses précieux conseils pour lisser son index glycémique. Une détox surprenante qui ne s'applique pas qu'aux diabétiques. Loin de là.

CONSEIL N°1 :
RÉVISEZ VOS TABLES

Pour avoir un apport en sucre constant, il est recommandé d'avoir recours à une table d'index glycémiques. Ce tableau qui recense les aliments de 0 à 100 en fonction de leur teneur en sucre, 100 correspondant au sucre pur, est consultable dans les pages suivantes. Si vous consommez dans la journée des produits à index glycémique moyen inférieur à 55 et que vous faites un peu d'exercice, vous aurez un apport constant en énergie et vous ne mettrez pas votre santé en danger. En plongeant votre nez dedans, vous risquez d'être surpris. Attention aux faux-amis.

INDEX GLYCÉMIQUES FAIBLES (< 39)

- Abricot (fruit frais) ... 30
- Abricot sec ... 35
- Ail ... 30
- Fruits oléagineux : amandes, cacahuètes, arachides, noisettes, noix, noix de cajou, pistaches ... 15
- Fruits rouges frais sans sucre : airelles, myrtilles, fraises, framboises, groseilles, mûres ... 25
- Artichaut ... 20
- Asperge ... 15
- Aubergine ... 20
- Avocat ... 10
- Betterave (crue) ... 30
- Boisson végétale de soja ... 30
- Brocoli ... 15
- Nectarine (blanche ou jaune ; fruit frais) ... 35
- Cacao en poudre (sans sucre) ... 20
- Carotte (crue) ... 30
- Cassoulet ... 35
- Céleri branches ... 15
- Céleri rave (cru, rémoulade) ... 35
- Céréales germées (germes de blé, de soja...) ... 15
- Cerises ... 25
- Champignon ... 15
- Chocolat noir (> 70% de cacao) ... 25
- Chocolat noir (> 85% de cacao) ... 20
- Choux, choucroute, chou-fleur, choux de bruxelle ... 15
- Clémentine ... 30
- Cœur de palmier ... 20
- Concombre ... 15
- Confiture ou marmelade (sans sucre) ... 30
- Cornichon ... 15
- Courgette ... 15
- Crustacés (homard, crabe, langouste) ... 5
- Échalote ... 15
- Endive ... 15
- Épices (poivre, persil, basilic, origan, carvi, cannelle) ... 5
- Épinards ... 15
- Figue, figue de barbarie (fraîche) ... 35
- Flageolets ... 25

INDEX GLYCÉMIQUES MOYENS (40 À 59)

- Abricot (boîte, au sirop) ... 55
- Airelle rouge, canneberge ... 45
- Ananas (fruit frais) ... 45
- Avoine ... 40
- Banane (verte) ... 45
- Banane plantain (crue) ... 45
- Barre énergétique de céréale (sans sucre) ... 50
- Beurre de cacahuètes (sans sucre ajouté) ... 40
- Biscuit (farine complète, sans sucre) ... 50
- Biscuit sablé (farine, beurre, sucre) ... 55
- Blé (farine intégrale) ... 45
- Blé (type Ebly®) ... 45
- Boulgour (blé, cuit) ... 55
- Céréales complètes (sans sucre) ... 45
- Chayotte, christophine (purée de) ... 50
- Cidre brut ... 40
- Couscous intégral, semoule integrale ... 45
- Couscous/ semoule complète ... 50
- Épeautre (farine intégrale ancienne) ... 45

Épeautre (pain intégral)	45
Farine de Kamut (intégrale)	45
Farine de quinoa	40
Fèves (crues)	40
Figue sèche	40
Flocons d'avoine (non cuits)	40
Gelée de coing (sans sucre)	40
Haricots rouges (boîte)	40
Jus d'ananas (sans sucre)	50
Jus d'orange (sans sucre et pressé)	45
Jus d'airelle rouge/canneberge (sans sucre)	50
Jus de carotte (sans sucre)	40
Jus de mangue (sans sucre)	55
Jus de pomme (sans sucre)	50
Jus de raisin (sans sucre)	55
Kaki	50
Ketchup	55
Kiwi	50
Lactose	40

INDEX GLYCÉMIQUES ÉLEVÉS (> 60)

Ananas (boîte)	65
Baguette	70
Banane (mûre)	60
Barre chocolatée (sucrée)	70
Betterave (cuite)	65
Bière	110
Biscotte	70
Biscuit	70
Bouillie de farine	70
Brioche	70
Carotte (cuite)	85
Céleri rave (cuit)	85
Céréales raffinées sucrées	70
Châtaigne, marron	60
Chips	70
Confiture et marmelade (sucrée)	65
Corn flakes, flocons de maïs	85
Courges (diverses)	75
Crème glacée classique (sucrée)	60
Croissant	70
Datte	70
Doughnut	75
Farine complète	60
Farine de blé blanche	85
Farine de maïs	70
Farine de riz	95
Fécule de pomme de terre (amidon)	95
Fèves (cuites)	80
Gaufre au sucre	75
Gelée de coing (sucrée)	65
Glucose	100
Gnocchis	70
Lasagnes	75
Fécule de maïs	85
Mayonnaise (industrielle, sucrée)	60
Melon	60
Miel	60
Muesli (avec sucre, miel...)	65
Navet (cuit)	85
Nouilles	70
Nouilles/vermicelles chinois (riz)	65
Pain au chocolat ou au lait	65

INDEX GLYCÉMIQUES FAIBLES (< 39)

Fromage blanc sans sucre 30

Fructose.................................. 20

Haricots coco, haricots mange-tout, coco plats, coco, pois mange-tout 15

Haricots blancs, noirs ou rouges.....................35

Haricots verts 30

Jus de citron (sans sucre)........................... 20

Jus de tomate 35

Lait (écrémé ou non).......... 30

Lentilles................................. 30

Maïs ancestral (indien).......................................35

Mandarine............................ 30

Moutarde..............................35

Navet (cru) 30

Oignon......................................15

Olives...15

Orange (fruit frais)................35

Pain essène (de céréales germées) 35

Pamplemousse (fruit frais) 25

Pêche (fruit frais)..................35

Petits pois (frais), pois chiches, falafels...........35

Poireau.......................................15

Poivron......................................15

Pomme (compote) 35

Pomme, poire (fruit frais) 35

Prune (fruit frais)..................35

Radis 15

Ratatouille 20

Riz sauvage............................35

Salade (laitue, scarole, frisée, mâche...)......................15

Salsifis 30

Sauce tomate, coulis de tomates (sans sucre)...........................35

Tofu (soja) 15

Tomate.................................... 30

Tomate séchée 35

Vinaigre 5

Yaourt édulcoré......................15

Yaourt, yoghourt, yogourt (nature) 35

INDEX GLYCÉMIQUES MOYENS (40 À 59)

Litchi (fruit frais)................... 50

Macaronis (blé dur)............ 50

Mangue (fruit frais)............. 50

Moutarde (avec sucre ajouté)...............55

Muesli (sans sucre)............. 50

Noix de coco..........................45

Pâte à tartiner........................55

Pain 100 % intégral au levain pur......................... 40

Pain au quinoa (environ 65 % de quinoa)............................. 50

Pain azyme (farine intégrale).................. 40

Pain de Kamut.......................45

Pain grillé (farine intégrale, sans sucre)..........45

Papaye (fruit frais)................55

Patate douce 50

Pâtes complètes (blé entier)............................. 50

Pâtes intégrales, al dente.................................. 40

Pêche (boîte, au sirop) 55

Pepino, poire-melon.......... 40

Petits pois (boîte).................45

Pruneau.................................. 40

Raisin (fruit frais)....................45
Riz basmati complet............45
Riz basmati long.................. 50
Riz complet brun 50
Riz rouge..................................55
Sablé (farine intégrale, sans sucre)............................ 40
Sarrasin, blé noir (intégral, farine ou pain).... 40
Sauce tomate, coulis de tomates (avec sucre)............................45
Seigle (intégral, farine ou pain) 45
Sorbet (sans sucre)............ 40
Spaghettis al dente (cuits 5 minutes).................. 40
Spaghettis blancs bien cuits..................................55
Surimi 50
Sushi 55
Tagliatelles (bien cuites)............................55
Topinambour 50

INDEX GLYCÉMIQUES ÉLEVÉS (> 60)

Pain bis (au levain), au seigle, complet 65
Pain blanc.............................. 90
Pain de mie ou hamburger 85
Pain azyme.............................70
Pastèque.................................75
Pizza 60
Polenta, semoule de maïs..................70
Pomme de terre en flocons (instantanée) 90
Pomme de terre en purée................................ 80
Pomme de terre au four.......................................95
Pomme de terre cuite à l'eau/vapeur........................70
Pomme de terre frite 95
Pop corn (sans sucre) 85
Porridge, bouillie de flocons d'avoine............ 60
Potiron 75
Poudre chocolatée (sucrée).................................. 60
Raisins secs............................65
Raviolis.....................................70
Risotto.......................................70
Riz a cuisson rapide (précuit).....................85
Riz au lait (sucré) 75
Riz blanc standard................70
Riz de Camargue 60
Riz long, riz parfumé (jasmin...) 60
Riz soufflé, galette de riz 85
Semoule, couscous............ 60
Sirop d'érable 65
Sirop de glucose, de blé, de riz........................ 100
Sodas...70
Sorbet (sucré)........................65
Sucre blanc (saccharose), roux, complet, intégral..................70
Tacos 70

En consultant la table d'index glycémiques, quelle ne fut pas notre surprise quand nous avons remarqué que notre bonne vieille baguette a le même index glycémique qu'une barre chocolatée avec une valeur de 70 ! Le saviez-vous ? 19 carrés de sucre, c'est la quantité de glucose présente dans le pain blanc que vous achetez à la boulangerie. Si vous dévorez votre baguette entière au petit déjeuner en la tartinant de confiture, vos besoins quotidiens en sucre sont dans le rouge au saut du lit. Alors, que faire ? Ne plus profiter des plaisirs du petit déjeuner ? Non, heureusement ! Une autre solution de qualité existe : le pain complet. Riche en céréales, il contient plus de fibres que le pain blanc. Et ça, c'est génial pour notre santé, car les fibres aident à ralentir l'arrivée des glucides dans le sang. Idéal pour prévenir le diabète de type 2 et les pics de glycémie ! Mais c'est loin d'être le seul avantage du pain complet. Plus satisfaisant et rassasiant que le pain blanc, il contribue à une sensation de satiété plus durable qui prévient les fringales. Enfin, le pain complet conserve les nutriments présents dans les grains. Vitamines B, fer, zinc et magnésium, c'est le bingo nutrition. Vous savez maintenant quel pain mettre sur la planche.

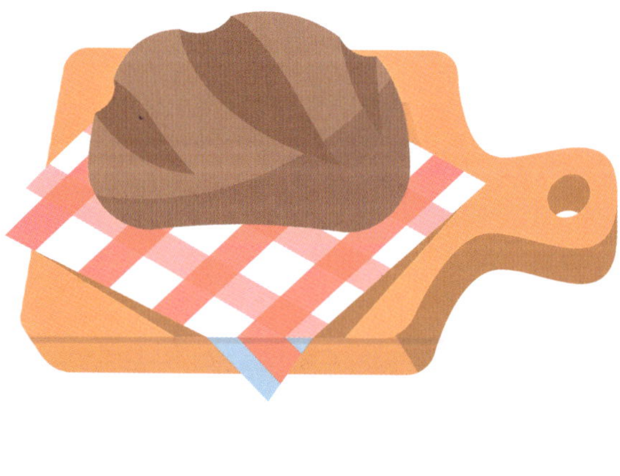

CONSEIL N° 2 : CHERCHEZ LA SENSATION DE SATIÉTÉ DURABLE

Vous avez l'habitude de grignoter ? Vous avez souvent faim en dehors des repas ? Pour en finir avec les fringales, expérimentez la satiété durable. Sachez qu'il faut environ 21 minutes après la première bouchée pour ressentir une sensation de satiété. 21 minutes à table sont nécessaires pour que notre organisme sécrète les hormones digestives qui vont indiquer à notre cerveau que nous n'avons plus faim. Contrairement à la satiété immédiate, qui est la sensation de ne plus avoir faim après s'être « goinfré », la satiété durable se prolonge dans la journée, ce qui nous aide à maintenir un niveau stable d'énergie et à réduire notre désir de manger de nouveau trop rapidement.

Certains restaurants, souvent gastronomiques, l'ont bien compris puisque les serveurs prennent votre commande de dessert en début de repas afin d'être sûrs que vous en mangiez un. Il vous serait bien plus facile de dire non à une douceur sucrée après 21 minutes passées à table, une fois rassasié. Malin !

CONSEIL N° 3 : VIVE LA CUISSON *AL DENTE* !

Et si nous nous intéressions maintenant aux sucres lents ! En particulier à l'amidon que l'on trouve dans nos féculents. Ce sucre lent constitue un apport en énergie stable qui rassasie. Donc a priori, c'est parfait ! Mais attention à votre temps de cuisson. Il est préférable d'éviter de trop cuire votre riz, vos pâtes ou vos pommes de terre. En effet, une cuisson trop longue des féculents désagrège les sucres lents conglomérés de l'amidon, ce qui va créer un pic de glycémie semblable à celui généré quand on consomme des sucres rapides.

Si nous prenons comme exemple la cuisson des pâtes : cuites *al dente*, elles ont un index glycémique de 55, index qui monte à 85 lorsqu'elles sont trop cuites. Mais bonne nouvelle, le processus est réversible ! Si, par mégarde, vous avez trop cuit vos pâtes, passez à la cuisson rétrograde. Refroidissez vos pâtes avant de les réchauffer et l'index glycémique passera alors de 85 à 55. Magique !

CONSEIL N° 4 : LE FRUCTOSE, OUI… MAIS SOUS FORME DE FRUITS

Le fructose, c'est le sucre présent dans les fruits. Lorsqu'il est assimilé à l'état brut, c'est-à-dire quand vous croquez dans une orange, une pomme… il n'y a aucun risque. Les fibres du fruit empêchent l'arrivée du pic de glycémie. En revanche, quand vous consommez ce fructose sous forme de jus : alerte, il y a danger !

Quand vous buvez un verre de jus de fruits ou de vin, c'est un shoot de fructose que vous infligez à votre foie qui, lui, est chargé de le transformer en glucose. C'est ce qu'on appelle la double peine : votre foie sature et votre taux de sucre dans le sang explose. On ne le répétera jamais assez. L'alcool, c'est avec modération. Et les jus de fruits aussi ! C'est dur à entendre, mais il est vraiment préférable de manger un fruit le matin à la place de boire un verre de jus de fruits. Prenons l'habitude de ne plus boire le sucre.

CONSEIL N° 5 : BOUGEZ LE MUSCLE MIRACLE

Tout le monde le sait, l'activité sportive, c'est bon pour la santé ! Pourquoi ? Quelle est l'influence du sport sur le sucre ? Tout simplement, le sport lisse notre index glycémique et évite la prise de poids en brûlant le sucre présent dans notre sang avant même qu'il ne soit stocké dans nos cellules graisseuses.

Le saviez-vous ? Il existe un muscle miracle qui ne sert qu'à brûler le sucre dans le sang : le muscle triceps. Vous voyez ce muscle en dessous du bras, qui peut se ramollir avec le temps. Il faut donc le travailler. Oui, lever le coude permet d'éliminer le glucose dans le sang en un rien de temps. Qui l'eût cru? Et là encore, la science a son explication. Chaque muscle du corps a sa propre signature génétique et produit des hormones différentes lors d'un effort. Dans le cas du muscle triceps, ce sont les myokines qui sont libérées. Ces protéines vont avoir un effet bénéfique sur le pancréas, ce qui va booster la sécrétion d'insuline, la fameuse hormone qui régule votre taux de sucre dans le sang et évite que le glucose ne se transforme en cellules graisseuses. Alors, vous savez ce qu'il vous reste à faire pour lisser votre glycémie : de la boxe, des pompes, de la natation ou encore de la marche nordique, mais en poussant bien sur les bâtons. Tout ce qui fait travailler vos muscles triceps. Vous pouvez aussi les entraîner avec des exercices de renforcement musculaire très simples. D'ailleurs, nous vous proposons de muscler vos bras avec ces deux exercices à pratiquer chez vous !

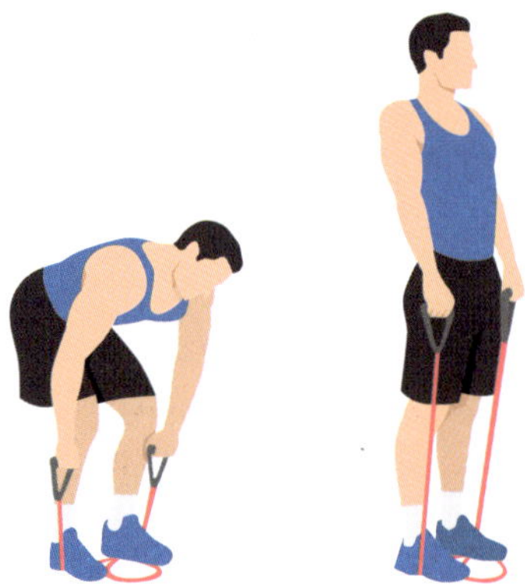

Exercice n° 1 avec un élastique de musculation

Calez votre élastique sous vos pieds et tendez-le avec vos bras en le maintenant tendu quelques secondes. Ainsi, vous sollicitez le fameux muscle triceps. Il vous suffit de répéter ce mouvement une dizaine de fois.

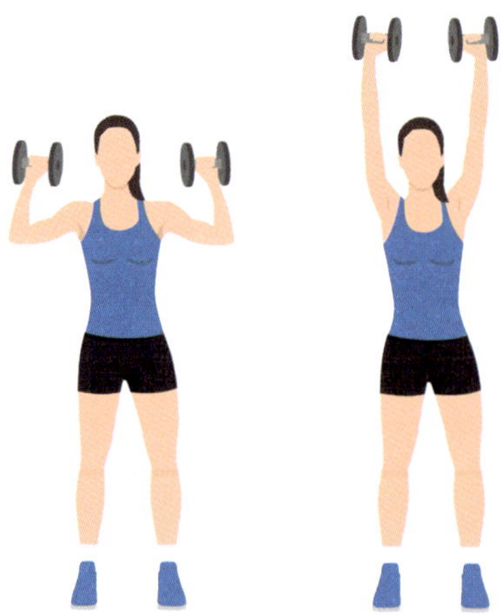

Exercice n° 2 avec des haltères

Choisissez des haltères adaptés à votre forme physique. Levez-les au ciel, en prenant bien garde de gainer et de ne pas creuser le dos. Répétez ce mouvement une dizaine de fois.

L'alimentation à IG bas*
d'après Bérengère Philippon

Sur le plateau de *Bel & Bien*, nous avons eu la chance de discuter avec la coach en nutrition et auteure de best-sellers : Bérengère Philippon. Bien que spécialiste de l'alimentation à IG bas, elle n'en demeure pas moins une épicurienne pour qui le plaisir doit passer par l'assiette. Elle nous a livré ses solutions saines et savoureuses à consommer sans aucune modération pour se débarrasser de tous les désagréments d'une nourriture trop sucrée.

L'ALIMENTATION À IG BAS, KÉZAKO ?

L'alimentation à IG bas, ce n'est pas un régime bizarre ou hyper-protéiné. C'est tout simplement l'alimentation de nos grands-parents, du temps où l'on mangeait moins de sucre ajouté, moins de céréales raffinées et moins de plats transformés. Une époque où l'on trouvait dans son assiette des produits bruts à index glycémique bas. Une nouvelle fois, on peut se référer au tableau pour découvrir quels sont les aliments à IG bas, *voir page 28*.

LES BIENFAITS DE L'ALIMENTATION À IG BAS

Avec une alimentation à IG bas, on a beaucoup moins de pulsions sucrées, car ce régime induit la présence de fibres dans l'assiette, ce qui va avoir ce côté extrêmement rassasiant qui coupe l'appétit dans la durée. On retrouve une digestion plus fluide avec un

---

* IG bas signifie Index Glycémique bas.

transit de rêve et un microbiote intestinal à l'équilibre. On constate de nombreux autres bénéfices : un regain d'énergie, une belle peau, une meilleure immunité... Dites également adieu aux coups de barre de l'après-midi. Et si, en plus de cette alimentation, on adopte une hygiène de vie saine avec la pratique d'une activité physique régulière, on préservera encore plus sa santé !

POUR UNE ALIMENTATION À IG BAS : MANGEZ FRUITÉ !

Les fruits sont les meilleurs édulcorants naturels à ajouter à vos plats sucrés. Ils sont riches en fibres, ils s'assimilent facilement dans l'organisme et leur pouvoir sucrant vous permet de vous passer du traditionnel sucre, si calorique. Avec des gâteaux fruités, comme une tarte aux fraises, nul besoin de rajouter du sucre en poudre.

POUR UNE ALIMENTATION À IG BAS : PENSEZ SALÉ !

Le saviez-vous ? Plus vous vous faites plaisir sur le salé pendant les repas, plus ce sera facile de sauter le dessert ou, du moins, d'en prendre un plus léger. Ça a l'air simple dit comme ça, mais encore faut-il y penser. Alors, n'hésitez pas à vous faire plaisir avec un bon morceau de fromage plutôt que de choisir un dessert trop sucré.

Attention aux faux amis ! Manger salé ne veut pas forcément dire zéro sucre dans l'assiette. Comme pour le pain qu'il est préférable de choisir complet, il faut être attentif aux ingrédients que nous utilisons. Si nous prenons des farines de blé blanc dans nos recettes salées, nous remarquons qu'elles ont un index glycémique extrêmement élevé. Une autre option : les remplacer par des farines complètes comme du son d'avoine, qui a un IG bas et une teneur riche en fibres. Les textures des cakes, quiches ou autres seront tout aussi agréables et meilleures pour la santé.

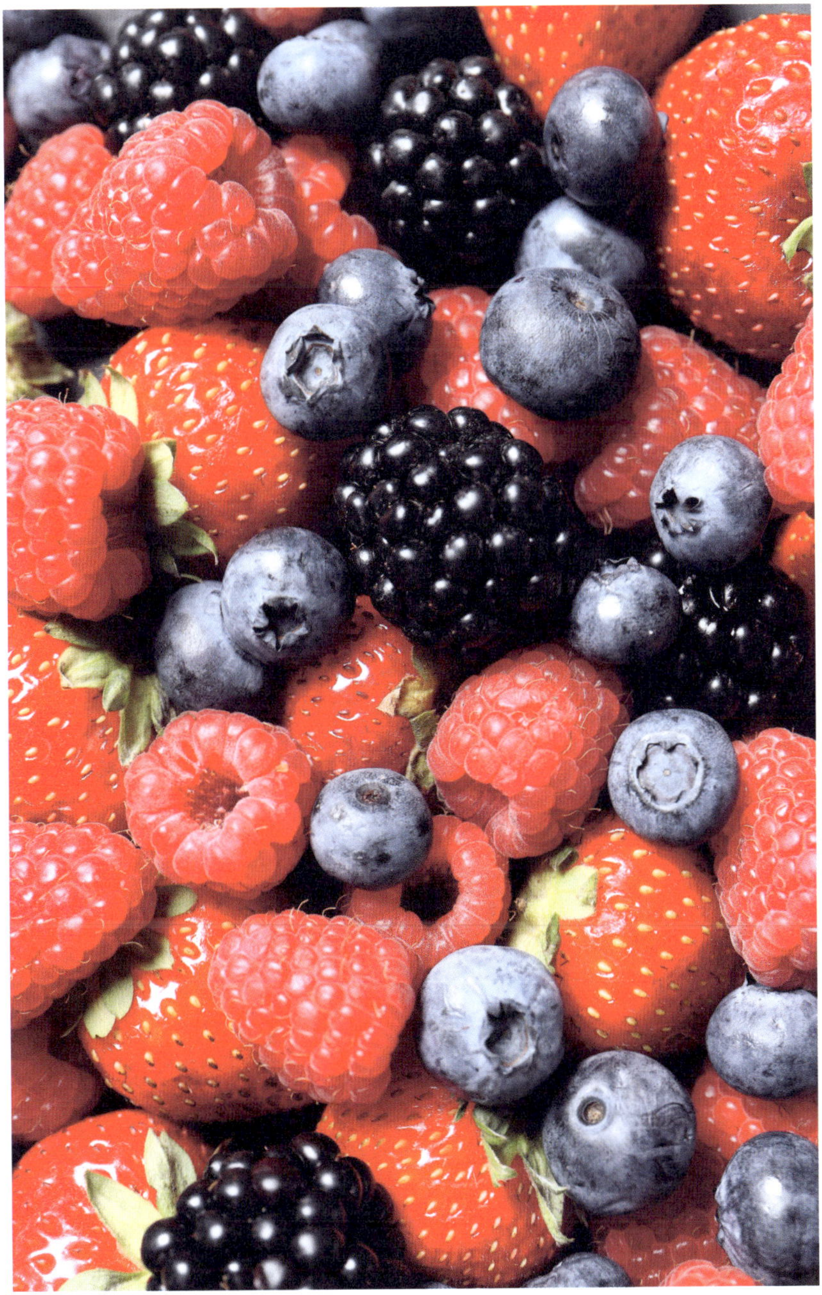

Le petit truc en plus : ajouter du psyllium aux recettes. Une plante incroyable constituée à 100 % de fibres et conseillée aux personnes souffrant de constipation chronique. Intégrez-la dans vos cakes pour leur donner un côté moelleux car, souvent, les farines complètes à IG bas sont un peu denses et peuvent ralentir le transit. Ainsi, en suivant ce conseil, vous prendrez autant de plaisir à manger votre cake qu'à le digérer.

UN APÉRO À IG BAS, C'EST POSSIBLE !

Comment faire l'impasse sur l'un des moments les plus jouissifs de la journée ? Certes, un apéro à IG bas, ce n'est pas une mince affaire, mais il existe des solutions.

Avant tout, on évite les chips, car la pomme de terre possède un IG très élevé, surtout quand elle est associée à de la farine blanche. Pensez plutôt « olives » et « oléagineux » qui contiennent de bonnes matières grasses. Manger une poignée de noix ou d'amandes va réduire votre pic de glycémie grâce aux protéines et aux graisses qu'elles renferment. Si vous êtes gourmand, vous pouvez aussi vous jeter sur des crudités riches en fibres. Trempez-les dans des *dips* de houmous, de guacamole ou de tzatziki. Vous vous régalerez tout autant !

Pour les boissons, c'est moins simple. Comme on l'a vu précédemment, il ne faut pas boire de sucre. La prudence est donc de mise pour les jus de fruits et l'alcool.

Pour les boissons alcoolisées, qu'on consomme toujours avec modération, le moins dangereux pour la santé serait le vin rouge, le vin blanc sec ou le champagne. Évitez à tout prix les cocktails et la bière qui sont sans égal avec un IG moyen de 65 comparable à celui du sucre de table.

Pour remplacer les jus de fruits bien trop caloriques, l'eau pétillante aromatisée avec de la menthe et du citron est une merveilleuse option !

LES BIENFAITS D'UNE ALIMENTATION À INDEX GLYCÉMIQUE BAS

En rééquilibrant sa manière de manger, on fait du bien à sa santé :

> réduction des sucres ;

> aliments riches en fibres ;

> équilibre de la flore intestinale ;

> baisse du cholestérol ;

> meilleur sommeil.

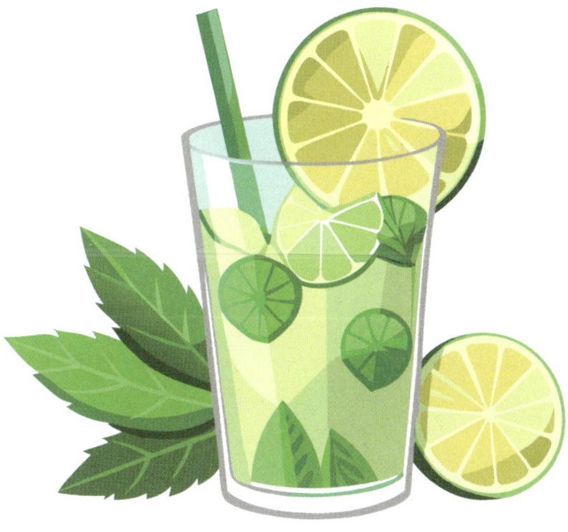

CHAPITRE

Pour manger sain & sucré, il faut cuisiner maison

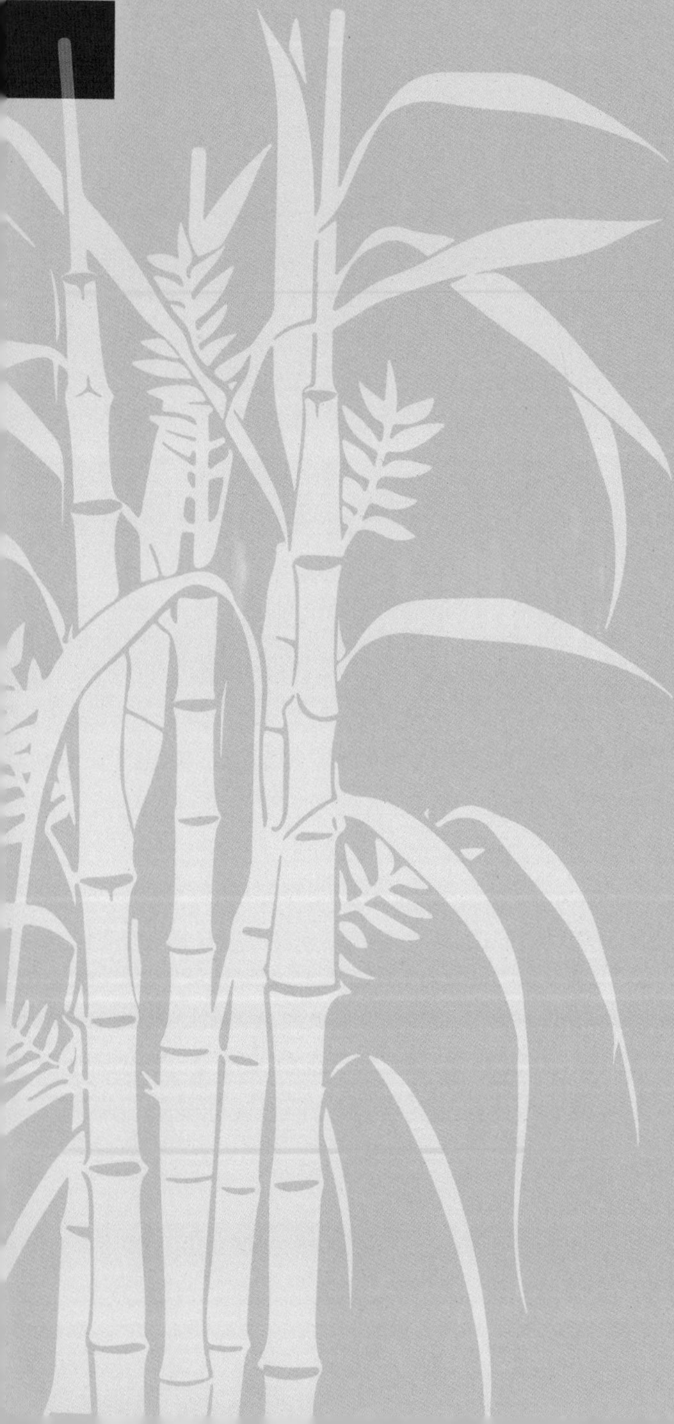

2

À une époque où le sucre se glisse dans presque tout ce que l'industrie alimentaire nous propose, reprendre la main sur ce que nous mangeons devient un acte de liberté et de bien-être. Manger sain et sucré, est-ce une contradiction ? Certainement pas, si l'on fait le choix de cuisiner maison.
Et cela ne signifie pas renoncer au plaisir, bien au contraire.
Ce chapitre vous invite à trouver des idées, des astuces et des recettes pour satisfaire votre palais sans compromettre votre santé. Mettons la main à la pâte et faisons l'éloge du fait maison.

Le péril de l'alimentation transformée

2

Depuis l'avènement de l'alimentation transformée, on constate l'apparition de tout un tas de maladies dites de « civilisation » que nos aïeux ne connaissaient pas, car ils prenaient le temps de cuisiner. Et tout s'explique.

L'utilisation d'additifs, de colorants et de conservateurs dans les aliments transformés provoque des réactions allergiques, des troubles gastro-intestinaux et même des perturbations hormonales. Et ça ne s'arrête pas là. Les nutriments et les minéraux des aliments se perdent au fur et à mesure du processus de transformation, ce qui peut entraîner des carences. Et que dire de la teneur élevée de cette alimentation en graisses saturées, qui augmentent le risque de cholestérol et de maladies cardiovasculaires ? De plus, le sel ajouté altère la qualité de nos artères. Mais le pire est ailleurs. Je suis sûr que vous nous voyez venir…

SUS AU SUCRE AJOUTÉ

Vous l'avez deviné, je vais parler du fléau du sucre raffiné. Les industriels de l'agroalimentaire ne lésinent pas dessus pour des raisons qui leur sont chères. Le sucre ajouté améliore le goût des aliments, les rend plus moelleux et plus tendres. Le glucose est aussi un formidable conservateur qui prolonge la durée de vie des aliments. Sans compter que le sucre est un excellent cache-misère qui masque le goût des autres ingrédients de qualité inférieure.

Autre vertu du sucre bien connue des industriels : il excite nos papilles gustatives qui ne sont pas programmées pour une telle concentration de glucose, ce qui perturbe tous les mécanismes de régulation de la satiété. Le sucre appelle alors le sucre et vous ne pouvez plus vous arrêter de le dévorer. Vous remarquerez qu'il est plus facile d'arrêter de manger vos petits sablés, plus faibles en sucre ajouté, que vos barres chocolatées qui en regorgent.

En somme, le sucre pousse à la consommation et les industriels ne jurent que par lui au détriment de notre santé.

À VOS FOURNEAUX

Pour prévenir toutes les pathologies liées à cette alimentation moderne, une seule injonction : toujours aller vers les aliments qui ont été le moins transformés. Dans la mesure de votre temps et de vos moyens, cuisinez vous-même les produits bruts que vous avez achetés. Pour faire court, préférez toujours la compote faite maison à celle vendue en grande surface.

En mettant la main à la pâte, vous éviterez le trop-plein de sucre industriel et vous pourrez profiter de vos desserts préférés sans risquer la surdose de glucose.

Morale de cette histoire : cuisinez le sucre pour votre santé.

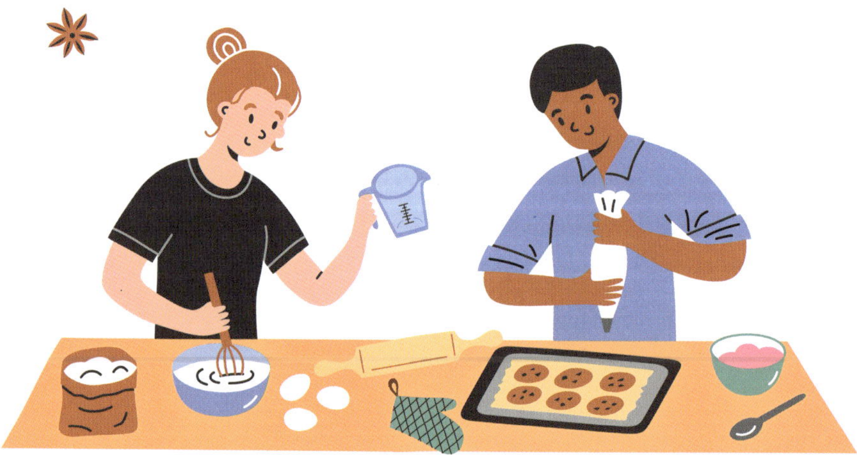

Comment démasquer le sucre ajouté dans votre alimentation transformée ?

Militante active dans la lutte contre l'alimentation transformée, la diététicienne-nutritionniste Flavie Gusman est venue à plusieurs reprises dans *Bel & Bien* pour nous aider à faire le tri dans nos placards afin de démasquer les kilos de sucre ajouté dans nos produits de grande consommation.

Le sucre ajouté se trouve à tous les étages de tous les rayons de nos supermarchés. Lors de vos courses, je vous invite à lire attentivement l'étiquette nutritionnelle. En général, plus la liste des ingrédients est longue, plus votre produit a été transformé, et plus il contient du sucre ajouté.

Nous avons aussi d'autres armes à disposition dans cette chasse au sucre ajouté : certaines applications comme Yuka ou Siga peuvent également vous aider à le démasquer.

Vous serez surpris de voir à quel point le sucre raffiné est présent partout, même dans des produits qui, au naturel, en contiennent suffisamment. C'est le cas de la confiture industrielle. Ce que Flavie Gusman conseille à ses patients qui ne peuvent pas se passer de tartines au petit déjeuner, c'est de remplacer la confiture par des purées de fruits qui contiennent peu, voire pas de sucre ajouté. Et si vous faisiez des purées de fruits maison ?

ATTENTION AUX FAUX AMIS

Plus étonnant encore, le sucre ajouté est aussi présent dans de nombreux aliments salés transformés, là où il n'a clairement pas sa place. C'est le cas des sauces pour pâtes ou des pizzas, qui en contiennent en quantité significative dans le but d'améliorer leur saveur et leur texture.

Et ces faux amis alimentaires sont fourbes. Vous pensez bien faire en achetant vos soupes en conserve. Raté ! Les soupes industrielles de tomates ou de légumes sont elles aussi gangrenées par le sucre ajouté. Encore une fois, mieux vaut préparer vos soupes maison. Et pas besoin d'être un grand chef, de formidables robots mixeurs le font très bien.

Les plats préparés ou surgelés salés ne sont pas en reste. Leur goût est boosté grâce au concours du sucre raffiné. Le constat est le même pour les viandes transformées comme les saucisses, le bacon ou la charcuterie. Si votre porte-monnaie le permet, allez plutôt saluer votre boucher.

Il est effrayant de constater que, le sucre étant partout, il faut bien lire les étiquettes des plats ou des produits qu'on a l'habitude d'acheter.

Donc, plus votre panier contiendra des produits « bruts » comme les légumes, les fruits, les œufs, la viande... moins vous serez confronté à ce sucre caché et tellement néfaste à votre santé.

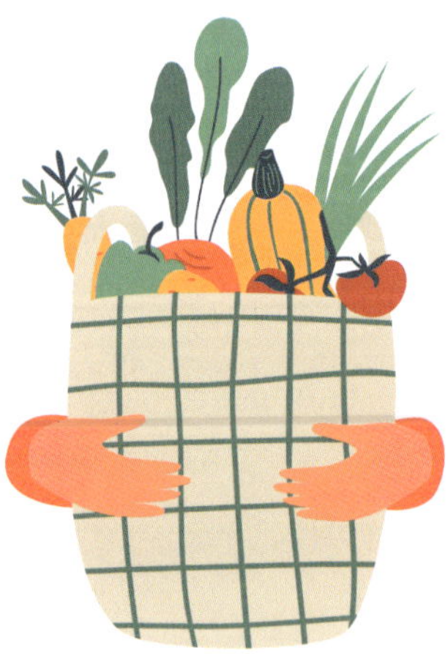

Les desserts allégés et savoureux de Flavie Gusman

Après les mises en garde, place au plaisir et à la gourmandise. Pour chacun de ces desserts, notre diététicienne-nutritionniste nous propose une solution de remplacement magique au sucre de table.

CRUMBLE AUX FRAISES

PRÉPARATION : 10 minutes
CUISSON : 45 minutes

ASTUCE : remplacez le sucre par de la sève de bouleau.
Extrait de l'écorce de bouleau, cet édulcorant naturel a le même goût et la même texture que le sucre en poudre. Il est donc parfait pour toutes les préparations qui exigent de garder cette texture croquante, comme c'est le cas pour un crumble. Son pouvoir sucrant est identique à celui du sucre blanc, ce qui facilite son dosage, mais il est beaucoup moins calorique avec un index glycémique de 8 sur 100 versus 70 pour le sucre blanc. Attention, la sève de bouleau a des effets laxatifs quand elle est consommée à haute dose.

INGRÉDIENTS (POUR UN RAMEQUIN INDIVIDUEL)

- 150 g de fraises fraîches ou surgelées
- 1 cuillère à café de sirop de grenade
- 1 cuillère à café de farine semi-complète type 110
- 1 cuillère à café de sève de bouleau
- 1 cuillère à café rase de beurre ramolli
- 1 cuillère à café de cannelle

RÉALISATION

Préchauffez le four à 180 °C (th. 6).

Lavez, équeutez et coupez les fraises en deux.

Mélangez les fraises et le sirop de grenade, et disposez la préparation dans un ramequin.

Préparez le crumble : mélangez la sève de bouleau, la farine et la cannelle, puis ajoutez le beurre ramolli coupé en dés, et malaxez du bout des doigts.

Répartissez le crumble sur les fraises.

Enfournez pendant 45 minutes.

Dégustez chaud ou froid, nature ou accompagné d'un soupçon de fromage blanc pour plus de douceur.

PRÉCISION SUR LES PRODUITS SURGELÉS

Les produits surgelés ont souvent mauvaise réputation. Pourtant, la surgélation permet de garder intactes la plupart des vitamines contenues naturellement dans les aliments frais, contrairement aux conserves ou aux aliments lyophilisés. En cas d'envie de fruits rouges en hiver, n'hésitez pas à avoir recours ponctuellement à leur version surgelée. Le goût et la valeur nutritionnelle ne vaudront pas un fruit ou un légume de saison, mais ils vous permettront de patienter en attendant que les saisons défilent. Privilégiez les préparations non cuisinées, sous peine de voir grimper le compteur énergétique.

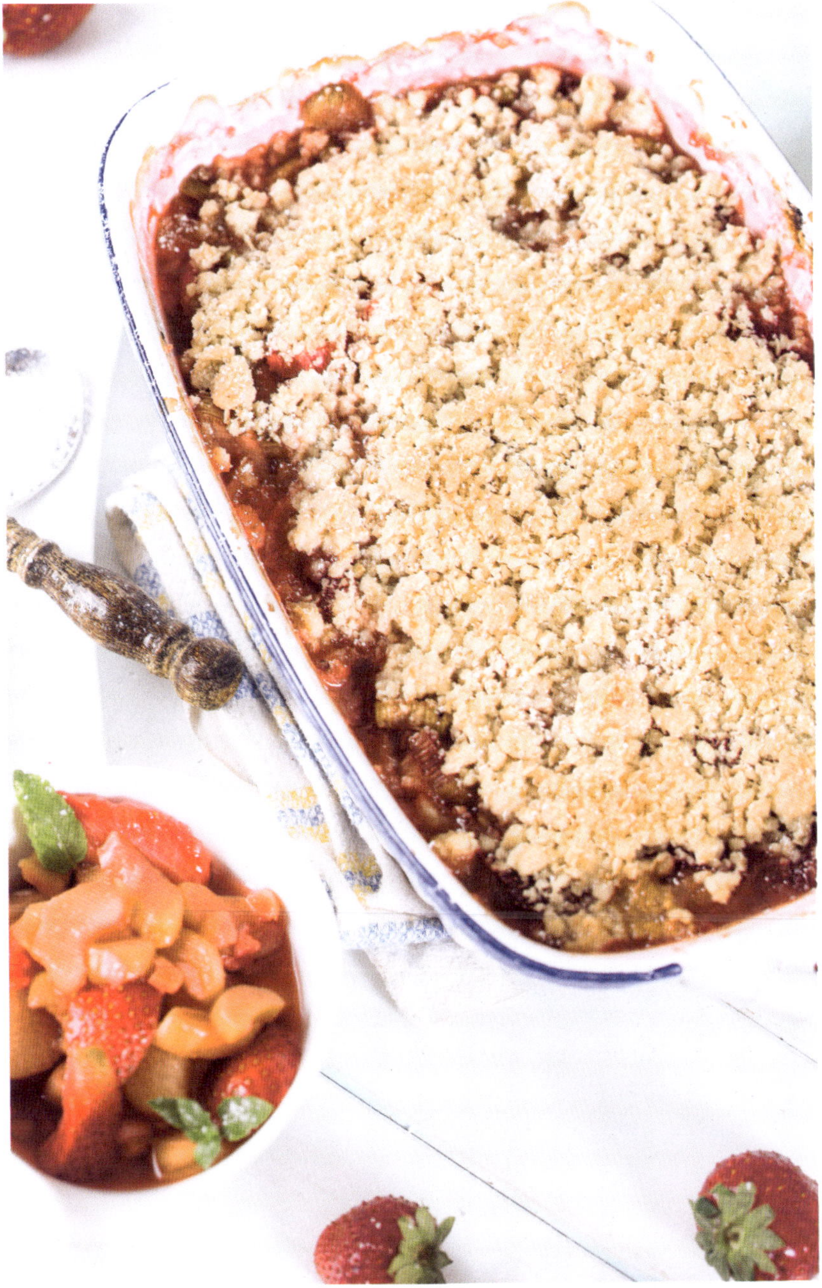

VERRINE CROQUANTE À LA MENTHE

PRÉPARATION : 10 minutes

ASTUCE : remplacez le sucre par de la stévia.
Cette plante verte séchée et broyée prend l'apparence d'une poudre verte. Son goût est proche de celui de la réglisse, ce qui se marie très bien avec la menthe de notre verrine. Le pouvoir sucrant de cet édulcorant naturel est 300 fois supérieur à celui du sucre blanc et il ne contient aucune calorie ! Attention, la stévia est difficile à doser. Quelques grammes suffisent à sucrer un dessert entier.

INGRÉDIENTS (POUR UNE VERRINE)

- 2 biscuits secs type galettes bretonnes
- 100 g de fromage blanc, ou 1 yaourt nature, ou 1 yaourt au lait de chèvre/de brebis
- 100 g de fruits frais type mangue ou fruits rouges
- 1 carré de chocolat noir
- 1 pincée de stévia
- Menthe ou coriandre fraîche
- Poivre

RÉALISATION

Émiettez les biscuits secs.
Dans un bol, mélangez le fromage blanc ou le yaourt avec la stévia en toute petite quantité.
Lavez les fruits et coupez-les en dés.
Ciselez la menthe ou la coriandre.

Tapissez le fond d'une verrine avec les fruits frais écrasés, puis ajoutez le fromage blanc et les biscuits.
Déposez le carré de chocolat noir coupé en deux morceaux.
Poivrez légèrement, saupoudrez de menthe ou de coriandre.
Dégustez.

PRÉCISION SUR LES VERRINES SUCRÉES
Le choix des desserts est souvent cornélien quand on fait attention à sa ligne. Réputés sucrés et gras, ils sont régulièrement bannis au profit de fruits et de laitages qui lassent à force de répétition. Les verrines sucrées représentent une solution savoureuse, légère et pratique face au dilemme des fins de repas. Plaisir ou équilibre, plus besoin de choisir.

CRÊPES À LA COMPOTE DE POMMES

PRÉPARATION : 15 minutes
CUISSON : 25 minutes
REPOS : 30 minutes

ASTUCE : retirez le sucre de la compote.
Le pouvoir sucrant des pommes suffit dans ce dessert. Pour la pâte à crêpe, remplacez le sucre blanc par du miel d'acacia. Son index glycémique à 35 sur 100 est deux fois moins élevé que celui du sucre de table et il possède un pouvoir sucrant deux fois supérieur. Pour 100 g de sucre blanc, comptez 50 g seulement de miel d'acacia. C'est une double économie en sucre et en calories, les enzymes et les antioxydants en plus. Riche en fructose, il convient de ne pas en abuser.

INGRÉDIENTS (POUR DEUX PERSONNES)

- 150 ml de lait demi-écrémé
- 1 œuf
- 50 g de farine semi-complète type 110
- 10 g de beurre frais
- 10 g de miel d'acacia
- 2 pommes
- Quelques cerneaux de noix
- 1 gousse de vanille
- 50 ml d'eau
- 1 cuillère à soupe de rhum (facultatif)
- Huile végétale

RÉALISATION

Préparez la pâte : dans un saladier, mélangez la farine, l'œuf, le rhum, le miel d'acacia et le beurre fondu.
Ajoutez progressivement le lait et fouettez vigoureusement jusqu'à l'obtention d'une pâte lisse.
Laissez reposer 30 minutes au réfrigérateur.
Déposez une louche de pâte dans une poêle antiadhésive bien chaude ou légèrement huilée. Retournez la crêpe au bout de quelques minutes. Réservez.

Préparez la compotée de pommes : dans une casserole, portez à ébullition l'eau avec la gousse de vanille coupée en deux. Pelez les pommes et coupez-les en quartiers.
Ajoutez les pommes dans la casserole et faites cuire à feu doux à couvert pendant 10 minutes environ.
Ôtez la gousse de vanille et écrasez grossièrement les pommes à la fourchette ou laissez les quartiers entiers.
Déposez une cuillère à soupe de compotée de pommes au centre des crêpes, ajoutez les cerneaux de noix et dégustez tiède.

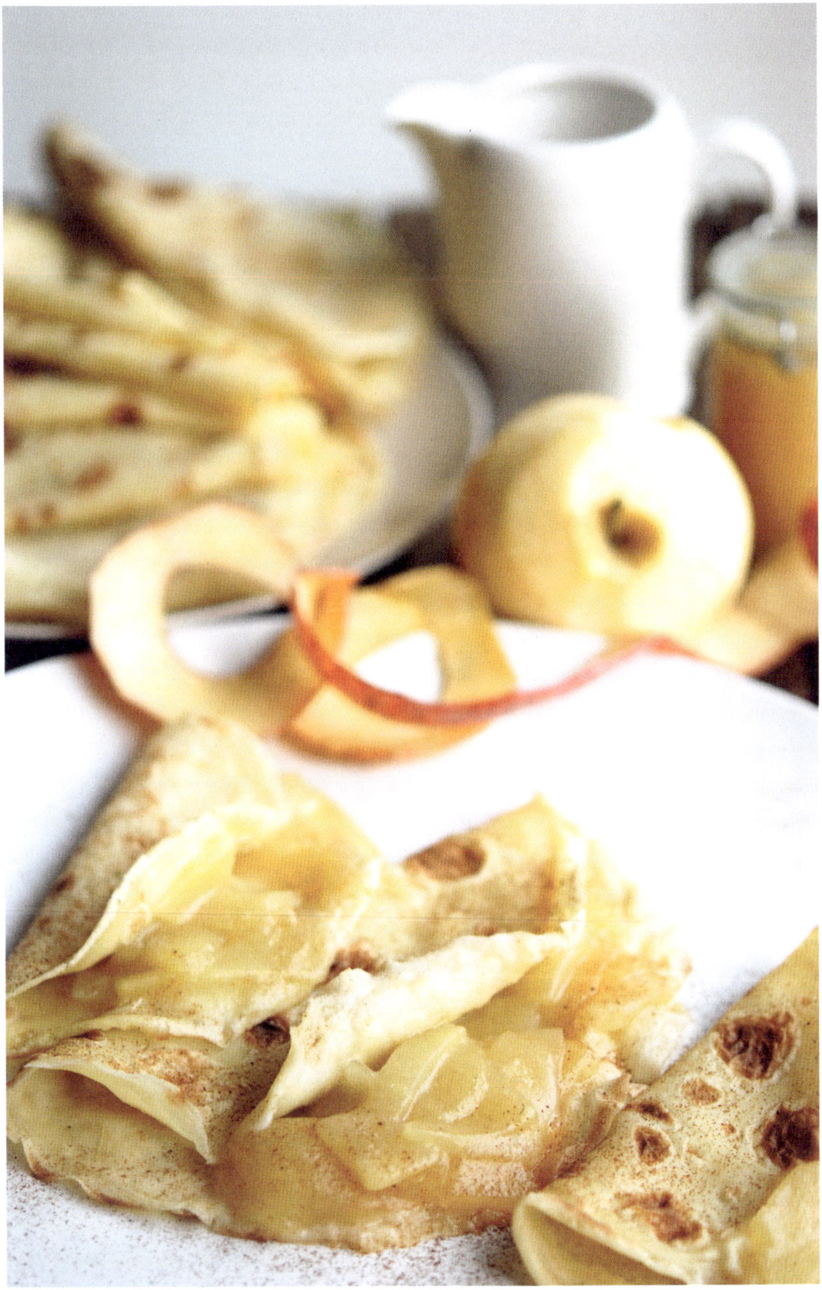

CHAPITRE

Manger avec son cerveau : la clé d'une alimentation sucrée & équilibrée

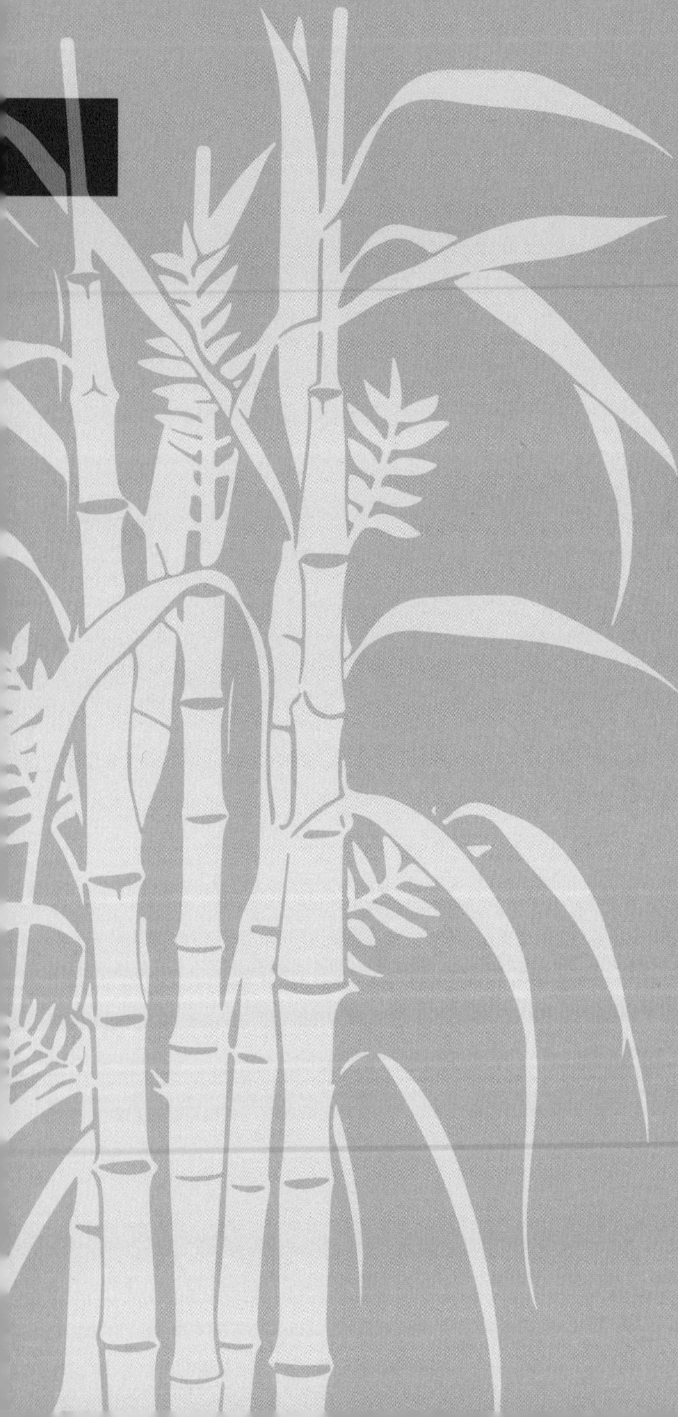

Avec quoi mange-t-on ?
Vous allez me répondre avec la bouche fermée et des couverts si on est bien élevé. Faux !
Enfin oui, mais pas que...
Il faut apprendre à manger avec son cerveau pour favoriser le plaisir, arrêter de gloutonner et préserver sa santé. Nous allons maintenant découvrir comment mieux déguster nos desserts préférés grâce aux neurosciences, comment les savourer en pleine conscience.
En une phrase : mettre du bonheur dans l'assiette.

La règle des trois « M » : méditer, mâcher, marcher

D'après Sylvie Chokron, neuropsychologue, directrice de recherche au CNRS et chroniqueuse de *Bel & Bien*, manger avec son cerveau permet de savourer nos plaisirs sucrés et ainsi de mieux les métaboliser. Pour y arriver, elle nous a proposé de voir le « M » comme un emblème. Il faut respecter la règle des 3 M pour mieux manger.

M COMME… MÉDITER

Le stress empire nos comportements alimentaires et augmente dans le même temps la sécrétion de cortisol. Cette hormone du stress et de l'éveil a un double effet délétère sur notre santé. D'une part, le cholestérol développe l'activité des enzymes responsables du stockage des graisses dans les cellules graisseuses, et notamment celles de l'abdomen. La mauvaise graisse profonde entoure les viscères et est responsable de tout un tas de maladies comme le diabète de type 2, le cholestérol et les maladies cardiovasculaires. D'autre part, le cortisol interagit avec les neurotransmetteurs qui régulent la faim, ce qui induit un appétit accru. Avant de passer à table, premier conseil : essayez de vous relaxer. Et en guise de hors-d'œuvre, pourquoi ne pas méditer, respirer lentement et profondément ? Une petite salutation au soleil peut aussi vous aider. Ainsi, vous ralentirez la sécrétion de ce cortisol qui vous veut du mal. Mais ce n'est pas tout, en prenant le temps de vous détendre, vous ne vous jetterez pas comme un affamé sur votre nourriture.

M COMME... MÂCHER

Le saviez-vous ? La mastication a pour effet d'activer deux enzymes digestives qui aident à décomposer les aliments avant qu'ils ne passent dans l'estomac. En mastiquant plus longuement vos aliments, vous les préparez à une digestion bien plus efficace. Et apprenez que tout ce qui est bien digéré n'est pas stocké... Parfait pour profiter de vos sucreries préférées à moindres frais.

M COMME... MARCHER

Y avez-vous pensé ? La balade digestive et le sport en général, c'est un grand OUI. C'est même indispensable pour brûler les sucres que l'on vient de déguster. Les muscles de notre corps vont alors puiser l'énergie nécessaire dans nos réserves de graisse. Abracadabra, le sucre est éliminé. Il faut savoir que 1 kg de muscles restant sans bouger brûle 30 calories par jour. Donc, si vous faites un peu d'exercice quotidiennement et que vous augmentez ne serait-ce que de 2 kg votre masse musculaire, cela représente 60 calories supplémentaires brûlées par jour. Rapporté à une semaine, on passe à 420 calories, soit 1 600 par mois. N'oubliez pas que la sédentarité est, avec l'alimentation, la principale responsable de la prise de poids généralisée. Il faut se remettre en mouvement. Alors, en marche !

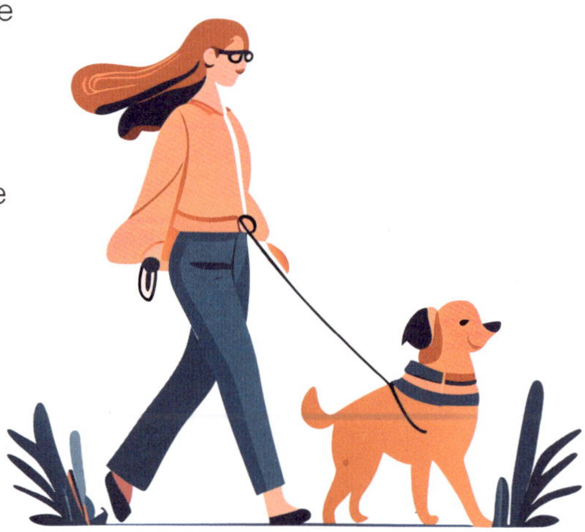

Manger en pleine conscience
avec Christophe André

Vous avez sans doute entendu parler du concept de « la pleine conscience ». Mais qu'est-ce que ça signifie au juste ? Le chroniqueur star de *Bel & Bien*, le roi des psychiatres et grand chantre de la méditation, Christophe André nous y a initiés en plateau afin de profiter de nos gâteaux préférés sans négliger notre santé.

Cette expression est un épouvantail pour certains. Qu'on se le dise, la pleine conscience n'est pas un gros mot. Il ne s'agit pas de se frustrer. Bien au contraire. Il s'agit de doper le plaisir.

Comment se mettre en état de pleine conscience ? Avant de manger la part de son gâteau préféré, par exemple, on va d'abord se poser. Prenez le temps de vous installer à table pour la déguster tranquillement. C'est primordial, on ne mange pas en faisant autre chose. On ne regarde pas ses écrans au moment du repas. On est centré sur soi et sur la nourriture.

Puis, on met tous nos sens en éveil. Ce n'est pas qu'une affaire de goût. On mange autant avec son palais qu'avec ses yeux, son nez, ses mains. On regarde sa part de gâteau, on hume son odeur, on caresse la matière, on comble tous ses sens.
Une fois qu'on a accueilli cette nourriture, on commence par une petite cuillerée. Pas une pelletée, non, un petit bout. Vous le mettez dans la bouche et vous ne le mâchez pas tout de suite. Vous laissez le gâteau fondre. Ainsi seulement fait-on la différence entre les premières saveurs et les secondes. Vous

savez, ces délicieux arrière-goûts qui arrivent après coup. On les savoure quelques instants.

Enfin, on avale et on laisse ses papilles avec le souvenir de ce qu'on vient de manger. Grâce à la pleine conscience, vous allez d'abord satisfaire votre esprit, et le plaisir sera décuplé. Vous prendrez votre temps et vous vous sentirez bien…

Cuisiner « sucré » pour ne plus déprimer

Et si cuisiner de bonnes recettes sucrées était l'activité la plus méditative qui soit ? Depuis plusieurs années, la science investit un nouveau champ de recherche pour la santé mentale : « la cuisine thérapeutique » ou comment le fait de s'immerger dans la préparation d'une de ses recettes préférées évite de ruminer et chasse l'anxiété… Pour peu que vous vous atteliez à la préparation de la tarte aux pommes de votre grand-mère, vous plongez alors dans une bulle de bien-être qui chasse toutes les mauvaises pensées.

Qu'on se le dise, cuisiner calme nos angoisses, car cette activité repose sur les cinq piliers du bonheur développés en psychologie positive. On les réunit sous l'acronyme anglais PERMA.

P pour *positive emotions*, c'est-à-dire « émotions positives ».
E pour *engagement* au sens de « motivation ».
R pour *relationships*, qui signifie « relations avec les autres ».
M pour *meaning*, qui veut dire « sens ou signification » en anglais.
A pour *achievement*, ou « accomplissement » en français.
Bonne nouvelle ! Cuisinez, et vous cochez ces cinq cases.

Le bonheur est dans la cuisine

On retrouve notre chroniqueuse et neuropsychologue, Sylvie Chokron qui nous invite à son tour à passer derrière les fourneaux. Selon elle, cuisiner en pleine conscience est la solution pour prendre soin de sa santé mentale et developper ses capacités cognitives. Morale de l'histoire : à vos tablier pour ne plus déprimer.

En développement personnel, une idée fait son chemin : « cuisiner en pleine conscience est l'activité méditative à portée de tous ». Certains parlent même de « cuisine thérapeutique ». Au-delà de l'aspect marketing de ce concept, il y a du vrai. En sollicitant tous nos sens, cuisiner accapare totalement notre esprit. C'est le fameux « état de *flow* », ou quand notre cerveau est complètement immergé par la réalisation d'une tâche satisfaisante au point de faire taire toutes nos ruminations. La recette que nous réalisons nous absorbe et nous plonge dans un état méditatif. D'ailleurs, on conseille souvent aux personnes dépressives de retrouver le goût de la motivation par la cuisine. En effet, quand nous traversons un épisode de dépression, chaque action devient un Everest. Le séquençage des tâches inhérent à la préparation d'une recette permet de se remettre en mouvement sans être intimidé par l'ampleur de ce qu'il faut accomplir. On commence par découper les produits, les mélanger, les faire cuire, etc. En procédant par étapes, cela rend cette tâche plus supportable. Sans oublier, le sentiment de satisfaction personnelle qu'on ressent une fois la recette finie. Grâce à la cuisine, on retrouve petit à petit l'envie de faire et on gagne en estime de soi. En ce sens, cuisiner peut vous aider à apaiser vos états anxieux ou dépressifs. D'autant plus que la cuisine est souvent associée à des souvenirs d'enfance conviviaux, à des rituels sucrés réconfortants qui activent le système limbique, la région du cerveau responsable des émotions. L'aspect madeleine de Proust de la vieille recette de famille que l'on prépare renforce le sentiment de bonheur et d'attachement que l'on peut éprouver en cuisinant. Tout porte à croire que le bonheur est dans la cuisine.

Mais ça ne s'arrête pas là. Cuisiner booste aussi notre créativité en sollicitant notre sens de l'improvisation. Un peu à l'image des jazzmen. D'ailleurs, ce n'est pas un hasard si le champ lexical du jazz est similaire à celui de la cuisine avec des termes communs tels que « piano », « bœuf » ou « batterie ». Comme la musique, la cuisine est un formidable processus d'expérimentation et de résolution des problèmes. On doit ajuster les ingrédients qui restent dans les placards pour concocter la meilleure recette qui soit. On doit composer sa recette en fonction des envies des convives qui sont loin d'avoir les mêmes préférences alimentaires. Entre les végans, les allergiques au gluten, les petits appétits qui s'opposent aux morfalous, vous devez improviser devant votre casserole. Croyez-moi, si vous arrivez à contenter tout le monde lors d'un repas, vous pouvez résoudre tous les conflits. Ainsi, vous stimulez vos capacités cognitives. En ce sens, on peut dire que cuisiner rend intelligent.

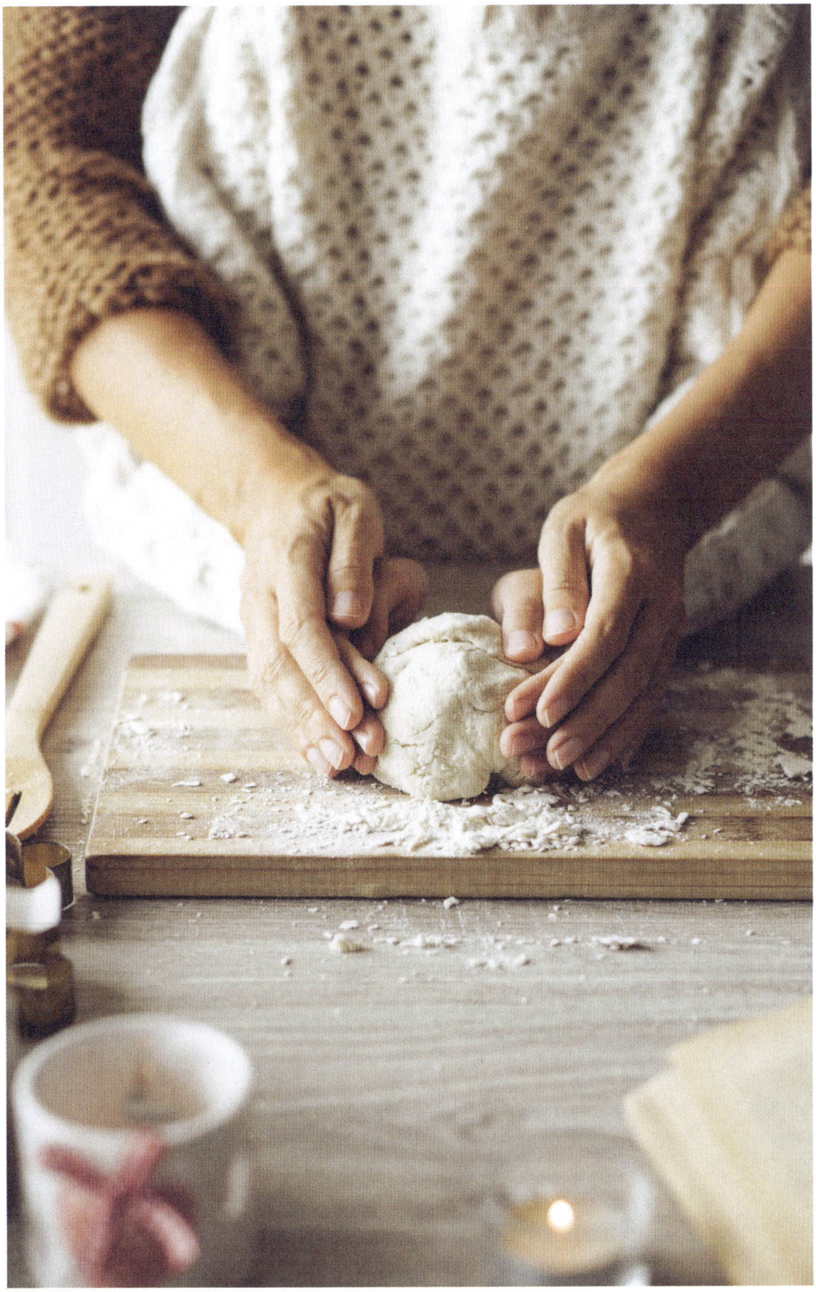

Lettre d'Elsa Wolinski*

Cuisiner, c'est méditer

Je le confesse, je suis plutôt ceinture blanche de cuisine que cordon bleu. Mais j'apprends. Cela dit, je reviens de loin. Il y a encore quelques mois, cuisiner représentait encore une activité à grand danger, synonyme d'anxiété et de perte de contrôle.

Ce n'est un secret pour personne, j'ai, depuis trente ans, un rapport conflictuel avec la nourriture, et qui a pu être même très douloureux. J'ai eu une alimentation émotionnelle, ce qu'on appelle aussi la « nourriture doudou » ou compulsion alimentaire, qui est en fait, une envie incontrôlable de manger de toute urgence un aliment « plaisir » pour obtenir un réconfort immédiat. Réconfort qui ne dure jamais longtemps puisque, derrière, vient s'immiscer

---

* Lettre écrite par Elsa Wolinski dans le cadre de l'émission : « Pourquoi la cuisine est la pièce du réconfort ? »

la culpabilité. Évidemment, dans l'alimentation émotionnelle, ce ne sont pas des courgettes qu'on désire, on a plutôt une appétence pour le sucre et le gras.

Mais, depuis que j'ai enfin compris que ma véritable valeur ne se mesure ni en kilo, ni à mon tour de taille, j'ai fait de la cuisine un allié bien-être et non un ennemi.

D'ailleurs, je me suis rappelé que mon père, entre chaque dessin, aimait cuisiner pour chercher une idée ou décompresser. Je fais de même maintenant. Mijoter, malaxer, mélanger est à l'aliment ce que cogiter est à l'esprit, le plat cuit à feu doux, la pensée mûrit lentement. Je pourrais même avancer que la cuisine est devenue une forme de thérapie méditative, dans laquelle je respire, j'oublie tout, comme dans un sas de décompression.

J'écoute des podcasts ou, alors, je ris avec mes enfants en mettant de la musique. Je prépare des tartes avec tout ce qu'il reste de fruits dans le frigo, je confectionne des cakes au yaourt pour ma fille aînée qui adore ça. Je passe la semaine à chercher des recettes qui pourront leur faire plaisir. Pour moi, tout a changé. Désormais, je ne gloutonne plus, non, j'improvise, je réunis les miens. En une phrase : je cuisine pour me faire du bien.

CHAPITRE

Les coupe-faim antisucreries

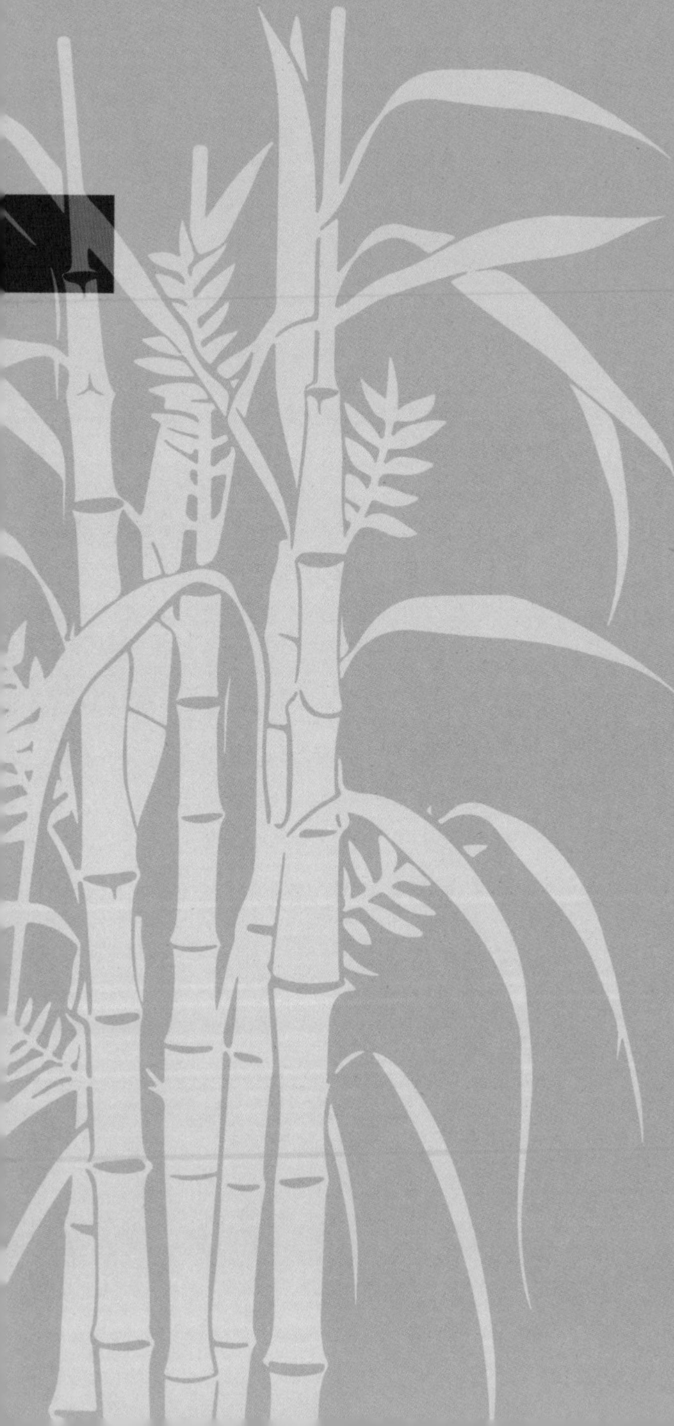

4

Cela fait quelques pages maintenant que je vous abreuve de conseils pour réguler vos envies de sucre. Hélas, nul n'est à l'abri d'une petite fringale. Qui ne s'est jamais lâché sur le paquet de bonbons en réponse à une pulsion sucrée ? Nous avons tous connu pareil moment de faiblesse. Pas de jugement, on est entre nous. Mais rassurez-vous, j'ai trouvé les armes antisucreries pour ne pas succomber !

Le top 3 des coupe-faim naturels qui font du bien

Nutritionniste et spécialiste de la lutte contre l'obésité, Raphaël Gruman* a enchanté l'émission lors de sa venue en passant en revue les aliments naturels et rassasiants à consommer en cas de fringale. Et tout ça, sans négliger la notion de plaisir.

MANGEZ DES POMMES

Le premier coupe-faim naturel le plus souvent cité chez les adeptes des régimes est la pomme ! Et avec raison, car c'est un aliment facile à transporter et à avoir toujours sur soi, qui se croque ou se déguste facilement en quartiers. Elle contient de la pectine, qui entre dans la catégorie des substances mucilagineuses comme certaines algues, ce qui lui confère un pouvoir rassasiant très puissant. En effet, elle va gonfler au contact de l'eau dans l'estomac et ainsi remplir ce dernier. Couplée aux fibres de la pomme, la pectine permet de couper la faim à long terme et constitue l'un des meilleurs encas lors d'une cure minceur. Elle est également très faible en calories. Elle offre un apport en fructose qui n'élève pas trop la glycémie. Pour plus de gourmandise, vous pouvez la consommer en quartiers et la saupoudrer de cannelle, autre coupe-faim naturel, pour une action rassasiante accrue. Comme disait l'autre : « Mangez des pommes ! »

---

* Si vous souhaitez manger sucré sans frustration à la ménopause, je vous recommande le livre de Raphaël Gruman, *Mon programme ménopause minceur,* aux éditions Leduc.

LE *SKYR* ROYAL

Deuxième coupe-faim naturel à privilégier : le *skyr,* ce yaourt islandais fermenté, est un aliment intéressant à bien des égards. Sa texture et sa forte teneur en protéines le rendent plus rassasiant que la plupart des autres produits laitiers. Il se combine parfaitement avec d'autres ingrédients de type céréales ou fruits rouges pour des encas qui remplissent sans faire grossir. Autre avantage de cet aliment : sa capacité à augmenter la production de sérotonine, l'hormone du bonheur, grâce à la présence d'un acide aminé connu sous le nom de tryptophane. Les lipides contenus dans le *skyr* ont un effet positif sur l'organisme en réduisant les pics de glycémie responsables du stockage du gras et des coups de mou qui incitent au grignotage, et donc à la prise de poids. De plus, l'action des probiotiques qu'il contient protège la flore intestinale et favorise un bon transit. En un mot, le *skyr*, c'est ROYAL !

LE PLEIN DE CHOCOLAT (NOIR)

Mais quel bonheur ! Les plus gourmands seront ravis d'apprendre que le chocolat est un puissant coupe-faim naturel. Quand on parle de chocolat, on parle évidemment de chocolat noir, avec un pourcentage de cacao à plus de 65 %. Le chocolat réduit l'envie de grignoter *via* le plaisir qu'il procure et la réduction du stress qu'il engendre. Sa richesse en fibres aide à rassasier le consommateur en inhibant l'action de la ghréline, l'hormone de la faim. Mais ce n'est pas tout. C'est un allié santé à connaître pour combiner plaisir et perte de poids. Si vous aimez ça, faites le plein de chocolat. Noir, je précise. Nous aurons l'occasion de célébrer les pouvoirs du chocolat dans un autre chapitre dédié à ce super aliment, *voir page 127*.

« Tu peux te brosser » : mais quelle est cette redoutable technique ?

Sur le front de la guerre contre les envies de sucreries, nous avons sondé le médecin-urgentiste Gérald Kierzek, qui nous a livré sa technique infaillible. Il l'a affirmé sur notre plateau : c'est satisfait ou remboursé !

Selon Gérald Kierzek, il faut en finir avec le grignotage. C'est le péché capital auquel il ne faut pas céder. Pourquoi ? À chaque grignotage, vous déclenchez une nouvelle digestion alors que la précédente n'est probablement pas terminée. Cela perturbe votre métabolisme en empêchant le corps de suivre un cycle de repas régulier. À terme, cela peut entraîner des fluctuations de la glycémie et des niveaux d'insuline causant surpoids et diabète de type 2.

Pour éviter le grignotage, son astuce miracle qui fonctionne à tous les coups : se brosser les dents à la fin de chaque repas. À la dernière bouchée de votre déjeuner avalée, vous filez vous brosser les dents et vous n'aurez plus jamais envie de grignoter. Tout s'explique. Au-delà du signal psychologique que vous envoyez à votre cerveau en vous brossant les dents pour lui signifier que votre repas est bel et bien terminé, le dentifrice à la menthe laisse une sensation de fraîcheur dans la bouche qui inhibe les papilles gustatives et rend certains aliments moins appétissants, notamment les aliments sucrés qu'on aime grignoter.

Alors, n'hésitez pas : ayez toujours une brosse à dents dans votre sac et vous verrez que les tentations sucrées en milieu de journée disparaîtront. En plus, c'est bon pour l'hygiène bucco-dentaire.

Le *Gymnema sylvestris* : la plante de dissuasion massive

Une nouvelle arme de notre arsenal antisucreries nous a été présentée sur le plateau de *Bel & Bien* par la phyto-aromathérapeute Caroline Gayet*. Son nom : le *Gymnema sylvestris*, une plante méconnue qui vous sucre les envies de sucre.

Le *Gymnema sylvestris*, qui signifie « destructeur de sucre », porte bien son nom, d'après Caroline Gayet. Originaire des régions tropicales de l'Inde, de l'Afrique et de l'Australie, cette plante qui se mastique ou qui se consomme sous forme de gel et de tisane contient des composés qui bloquent les récepteurs du goût sucré dans la bouche. À elles seules, ces substances inhibent pendant une à deux heures les papilles gustatives sensibles au sucre. De ce fait, votre envie de sucreries s'évanouit. Si vous consommez une barre chocolatée ou une sucrerie après une infusion de *Gymnema sylvestris*, vous ne prendrez aucun plaisir, car votre goût sera fortement altéré. De quoi vous passer l'envie de sucre.

Mais ce n'est pas tout, il y a un double effet magique. Le *Gymnema sylvestris* est redoutable pour prévenir le diabète de type 2. Non seulement cette plante régule l'arrivée du glucose dans le sang, mais, en plus, elle améliore notre sensibilité à l'insuline. Pourquoi ? D'après les chercheurs, le *Gymnema sylvestris* aide à la régénération des cellules du pancréas afin d'offrir une réponse insulinique plus efficace.

---

* Nouvelle prescription littéraire à votre intention. Si vous souhaitez apprendre à vous soigner au naturel, je vous recommande le dernier livre de Caroline Gayet : *Le guide de l'herboristerie pour toute la famille* aux éditions Leduc.

La promesse de l'Ozempic® : ce médoc qui vous coupe l'appétit ?

Il est temps de percer un mystère qui agite la communauté scientifique. Nom de code : Ozempic®. Cet antidiabétique qui a été détourné de sa fonction principale pour un usage amincissant révolutionnaire. Ce médicament connaît actuellement un succès fulgurant aux États-Unis, où il a été mis sur le marché en tant que coupe-faim miracle : -13 kg pour le chef d'entreprise Elon Musk, -18 kg pour l'animatrice Oprah Winfrey. Fières de leur nouvelle silhouette, ces célébrités vantent une perte de poids sans effort grâce à une simple injection hebdomadaire de ce médicament qui contient une molécule imitant à la perfection l'une des hormones de la satiété. Le succès est tel qu'en mars 2023, près d'un Américain sur deux connaît quelqu'un sous traitement avec de premiers résultats stupéfiants. Les patients qui se piquent à l'Ozempic® perdent en moyenne 12 % de leur poids sans rien changer à leurs habitudes alimentaires ; et bien plus encore lorsqu'il est couplé à un mode de vie sain. Alors, nouvelle dérive sanitaire ou véritable espoir pour les un milliard de personnes en situation d'obésité dans le monde ? À quand sa commercialisation sur le marché français ? Au cours d'une interview passionnante, le professeur et endocrinologue Boris Hansel* a démêlé le vrai du faux sur ce principe au cœur de toutes les polémiques. Car rappelons-le, tout détournement d'un médicament n'est pas sans danger.

---

* Interview de Boris Hansel réalisée dans le cadre de l'émission : « Stop au régime : perdez du poids sans vous priver »

Boris Hansel, parlez-nous de cette hormone, le GLP-1, que l'Ozempic® arrive à imiter.

BORIS HANSEL : Le GLP-1 est une hormone qui est fabriquée naturellement par l'intestin dont la fonction est d'augmenter le taux d'insuline sécrétée par le pancréas, afin que les cellules absorbent le sucre présent dans le sang. Elle est idéale pour les diabétiques. Mais les chercheurs se sont rendu compte que cette hormone réduisait aussi la vidange gastrique. L'estomac se vide plus lentement, ce qui réduit notre appétit. Voilà pourquoi, en voulant traiter le diabète, on s'est aperçu que ce médicament entraînait une perte de poids.

Ce médicament pourrait-il venir à bout de l'obésité ?

B. H. : Utilisé seul, un médicament ne guérit pas l'obésité. Même s'il peut aider à la combattre, il ne faut pas le voir comme une solution miracle qu'on utilise en remplacement d'un accompagnement spécialisé. Le traitement contre l'obésité doit d'abord inclure cinq facteurs : l'alimentation, la santé mentale, l'activité physique, le stress et le sommeil. C'est seulement une fois ces cinq facteurs pris en compte que se pose la question de l'intérêt de ce médicament. Il faut l'intégrer à une prise en charge généralisée.

Malgré tout, cela reste-t-il une avancée majeure dans la lutte contre l'obésité ?

B. H. : Auparavant, on n'avait rien en matière de traitement pharmacologique pour lutter contre l'obésité. Avec ce nouveau médicament, on a l'impression qu'on a un rapport bénéfice-risque qui est clairement plus favorable, même si le recul n'est pas suffisant pour connaître tous ses effets secondaires. Quoi qu'il en soit, ce traitement redonne espoir à bon nombre d'individus souffrant d'obésité.

Quand ce médicament sera-t-il autorisé sur le marché français ?

B. H. : Les autorités de santé françaises étudient l'arrivée prochaine de ce médicament sur le marché français. Toutefois, beaucoup de questions restent en suspens. Avec 17 % d'adultes touchés par l'obésité en France et 33 % par le surpoids, qui pourra bénéficier d'un remboursement de ce médicament prescrit pour perdre des kilos ? Pourra-t-il être prescrit pour venir à bout de nos fringales et de nos prises de poids comme c'est le cas aux États-Unis ? À suivre…

ATTENTION !
MESSAGE DE PRÉVENTION SANTÉ

Contrairement à l'image véhiculée sur les réseaux sociaux, l'Ozempic® est un médicament prescrit pour traiter le diabète de type 2. Utiliser ce traitement comme coupe-faim est un détournement dangereux de sa fonction première. Ce médicament, comme tout antidiabétique, peut entraîner des effets secondaires graves et ne doit être pris que sur prescription médicale. L'automédication ou la recherche de résultats rapides en matière de perte de poids peuvent mettre votre santé en danger. Si vous souhaitez perdre du poids, parlez-en à votre médecin pour trouver une solution adaptée. Soyez prudent, votre santé est précieuse !

CHAPITRE

5

Sucré ou édulcoré, il faut choisir !

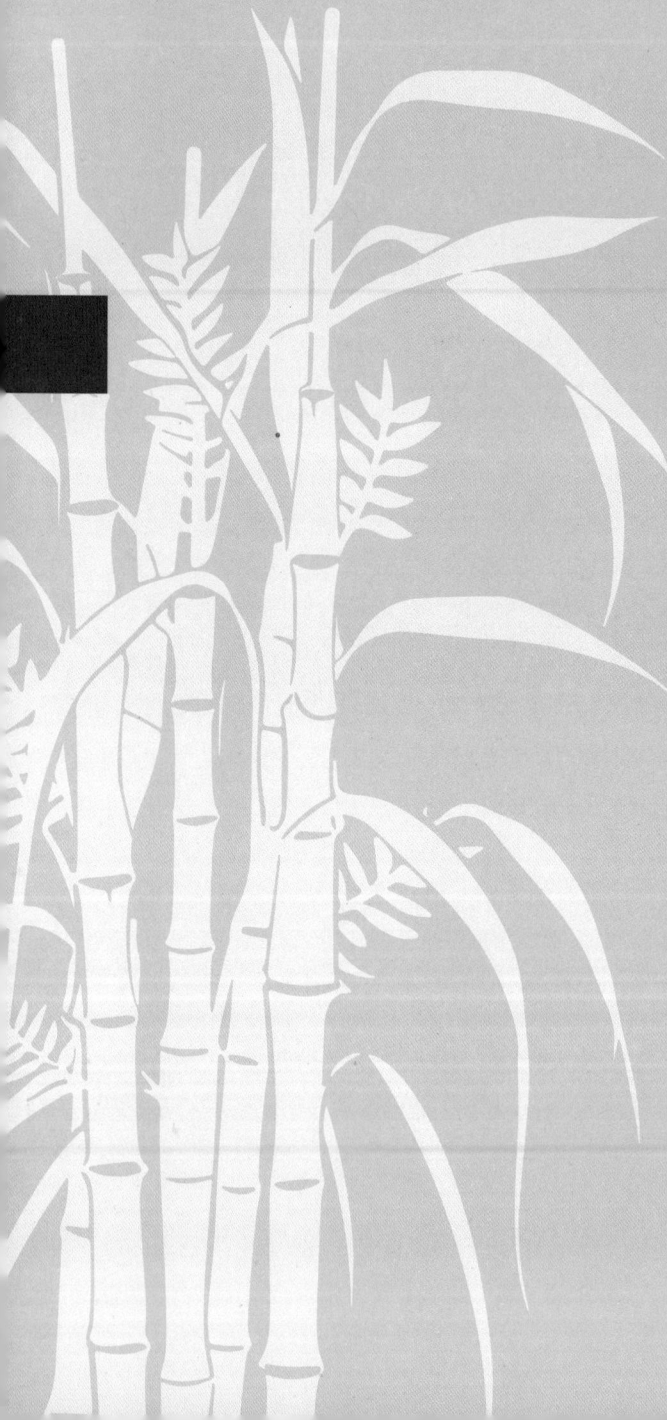

Face à la menace du sucre qui envahit notre assiette, une multitude d'édulcorants, naturels ou artificiels, se sont imposés comme des alternatives au sucre de table qui, consommé en excès, est dangereux pour notre organisme et notre bien-être. Ces édulcorants sont alors présentés comme des solutions miracles sans calorie qui préservent notre santé et le goût des aliments. Qu'en est-il vraiment ? Vous allez constater qu'une fois encore la réalité est bien plus nuancée et que le choix des édulcorants n'est pas sans conséquences. Alors, sucré ou édulcoré ? Il est temps d'explorer ce dilemme !

Les édulcorants, qu'est-ce que c'est qu'ce binz ?

Un édulcorant est un additif alimentaire qui donne un goût sucré prononcé aux aliments en apportant moins de calories que le sucre. C'est ça, la promesse des édulcorants : profitez d'un goût sucré sans grossir. On distingue deux types d'édulcorants.

LES ÉDULCORANTS NATURELS

Ces édulcorants issus des plantes ont un fort pouvoir sucrant, mais contiennent moins de calories que le sucre de table.

Nombre de calories par cuillère à soupe :

- sucre de table : 68 calories ;
- miel : 64 calories ;
- sirop d'agave : 61 calories ;
- sirop d'érable : 52 calories ;
- stévia : 0 calorie.

Mention spéciale à la stévia qui est 300 fois plus sucrée que le sucre blanc mais qui ne contient aucune calorie.

LES ÉDULCORANTS ARTIFICIELS

Ces édulcorants de synthèse au fort pouvoir sucrant, comme l'aspartame, la saccharine, le sucralose, le néotame, ne contiennent aucun sucre et donc aucune calorie. Ils sont présentés comme une solution minceur et sont utilisés dans l'industrie agroalimentaire afin de booster le goût de plus de 6 000 produits de grande consommation, qu'ils soient sucrés ou salés.

L'ASPARTAME : UNE AFFAIRE DE SÉRENDIPITÉ

Intéressons-nous au plus célèbre des édulcorants de synthèse : l'aspartame. Il a un pouvoir sucrant 200 fois plus élevé que le sucre de table, sans aucun apport calorique.

Pour la petite histoire, sa découverte est le fruit du hasard. Sérendipité, te revoilà. En 1965, un chimiste du nom de James M. Schlatter travaille à l'élaboration de nouveaux médicaments contre l'ulcère pour le compte d'un grand laboratoire américain. Dans le cadre de ses recherches, il manipule une substance chimique appelée « L-aspartyl-L-phénylalanine méthyl ester ». Nom de code : APM. En nettoyant un récipient, il porte les doigts à sa bouche et goûte accidentellement le produit. Une fois, puis deux, puis trois. Il se pourlèche les babines face à cette substance au goût sucré si prononcé. Cette découverte le conduit à une recherche plus poussée sur les propriétés de l'APM, qui aboutit à la création de l'aspartame.

Connaissez-vous le yacon ?

MAIS QU'EST-CE LE YACON ?

Ce légume péruvien, qu'on appelle aussi « la poire de terre », a été transformé en sirop par une start-up française (cocorico). Et c'est une révolution! Le yacon a un index glycémique bien plus faible que le sucre ou que la plupart des autres édulcorants.

En effet, le yacon contient seulement 25 % de fructose pour un apport de 20 calories par cuillère à soupe mais, surtout, il est composé à 50 % de fibres douces. Idéal pour assimiler le glucose dans le sang. Et pourtant, son pouvoir sucrant est semblable à celui du sucre de table. Ce qui - au passage - facilite grandement son dosage.

Enfin, côté goût, le yacon ressemble à un savoureux mélange de miel et de sirop d'érable. Parfait pour accompagner vos laitages préférés.

Attention, son effet magique baisse un peu après la cuisson. Utilisez-le à froid ou pour des cuissons courtes.

Les édulcorants : la fausse bonne idée

Attention ! Les édulcorants trompent notre cerveau et perturbent notre métabolisme. De nombreux spécialistes remettent en cause leur réelle efficacité minceur. Une fois que vous aurez lu nos conclusions sur le sujet, vous ne regarderez plus jamais votre boisson *light* de la même façon.

LES ÉDULCORANTS : UN SIGNAL TROMPEUR

Si vous avez le choix entre un cola* light *ou un cola sucré, préférez encore le soda sucré. Une à deux fois par semaine, il n'y a pas de mal à se faire du bien tant que la modération est de mise.

Il faut savoir que les édulcorants naturels ou synthétiques envoient une information tronquée au cerveau. Quand nous buvons une gorgée de soda *light*, que se passe-t-il dans notre cerveau ? Le cognitif se dit : « Chouette, c'est l'heure de mon plaisir. » La partie hédonique de notre encéphale se dit : « Ah ! Ça fait du bien. » Mais notre cerveau reptilien, celui qui nous a permis de survivre pendant des millénaires en stockant le sucre sous forme de graisse, ne comprend pas ce qu'il se passe. Il se dit : « J'ai le plaisir sucré, j'ai sécrété de la dopamine, mais je n'ai pas les calories. » Comment va réagir notre cerveau ? Il va sécréter de l'insuline pour absorber ces « calories fantômes » dans notre organisme. Conséquence : au repas suivant, notre corps va automatiquement stocker tout le sucre que nous absorbons sous forme de cellules graisseuses. Pour l'effet minceur, on repassera.

Les édulcorants sont donc à éviter. Et plus encore, les édulcorants de synthèse. À long terme, la prise d'aspartame et consorts modifie l'équilibre de notre microbiote intestinal avec tous les risques que cela comporte pour notre santé morale et physique. Sans compter que de nombreuses questions se posent sur l'aspect cancérigène des édulcorants synthétiques. Il faut donc les consommer avec parcimonie et en conscience.

Nous reviendrons sur l'importance d'un microbiote intestinal sain pour notre santé dans le chapitre 12, *voir page 171*.

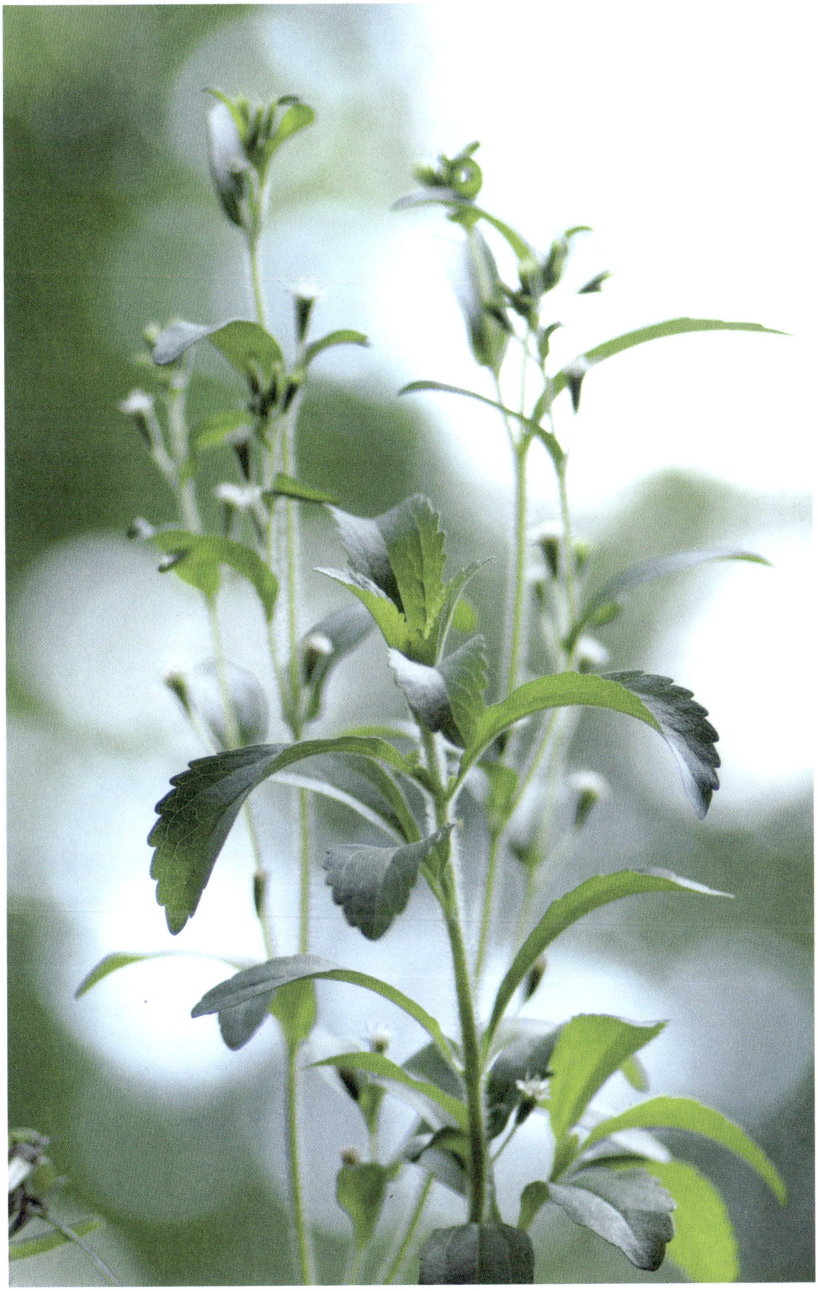

CHAPITRE

Quand le sucre vous permet de vivre plus longtemps

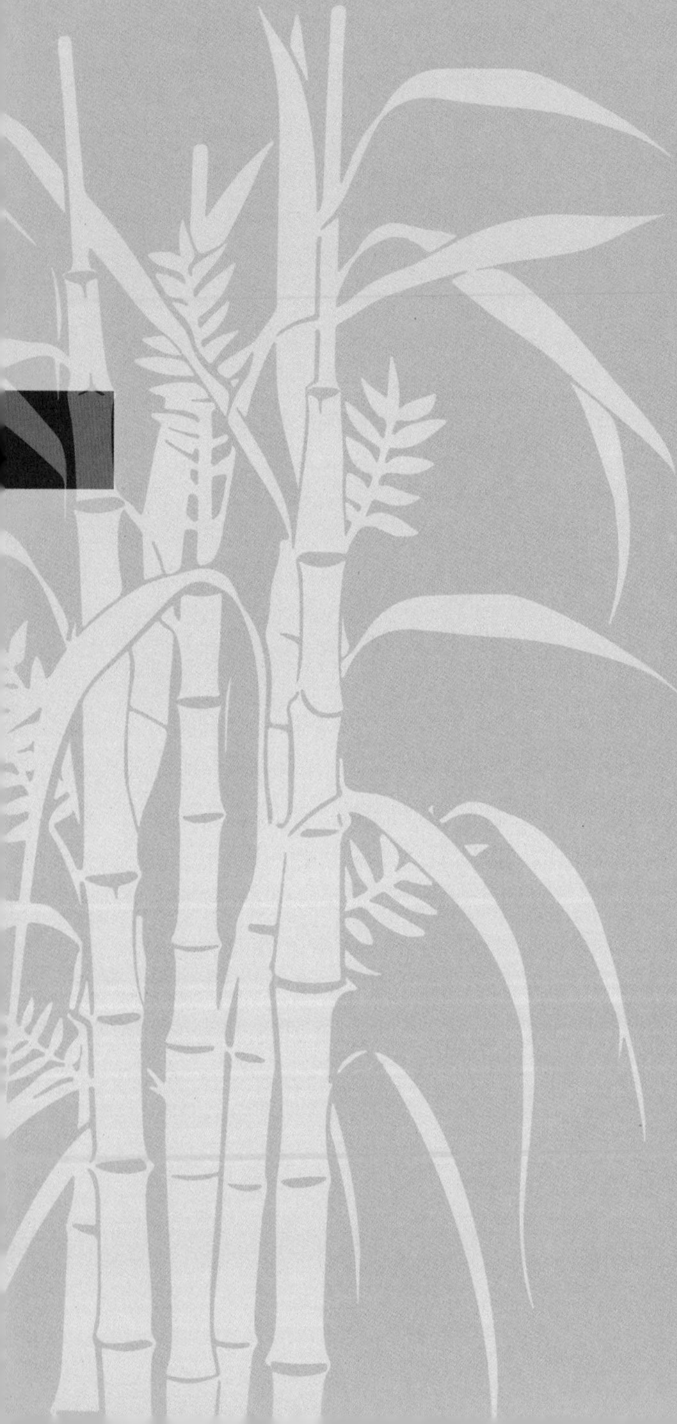

Vous connaissez sans doute ce célèbre adage du père de la médecine occidentale, Hippocrate : « Que ton alimentation soit ta première médecine. » On le sait ! Pourtant, on oublie vite d'appliquer ce précepte de bon sens validé par la science. Les cinq fruits et légumes par jour laissent trop souvent la place aux aliments ultratransformés. C'est dommage, car tous les remèdes sont dans la nature.

6

« *Be* fruit »,
vive le sucre qui soigne

Et si nous nous intéressions aux richesses de la nature qui ont de véritables vertus sur notre santé physique. On retrouve notre nutritionniste Flavie Gusman qui passe en revue les fruits qui soignent le corps, car, avouons-le, le sucre qui guérit, ce serait dommage de s'en priver, n'est-ce pas ?

LES FRUITS ROUGES
BONS POUR LE CŒUR

Les fruits rouges, et plus particulièrement les baies de gojis, sont excellents pour la santé cardiovasculaire à bien des égards. Riches en antioxydants comme les flavonoïdes, ils neutralisent les radicaux libres qui abîment les cellules cardiovasculaires. Les baies de gojis sont aussi riches en acide gras essentiel qui améliore la santé des vaisseaux sanguins. D'une façon générale, la présence de fibres dans les fruits rouges permet une meilleure assimilation du fructose dans l'organisme. Le potassium et le magnésium qu'ils contiennent régulent aussi la pression artérielle. Alors, faites-en de la tarte. Surtout que le pouvoir sucrant de ces fruits vous évite d'avoir à sucrer vos recettes.

LA RÉGLISSE
RELANCE LE TRANSIT

On peut avoir recours au petit bâton de réglisse, beaucoup moins calorique que le rouleau de réglisse, mais qui est tout aussi efficace quand vous le mâchouillez. Cela va accélérer le transit en cas de constipation. La glycyrrhizine présente dans la réglisse a un léger effet laxatif par stimulation des contractions musculaires dans les intestins, ce qui aide à favoriser le mouvement des selles à travers le système digestif. Attention, si vous souffrez d'hypertension, évitez la réglisse qui augmente la pression artérielle. Elle peut merveilleusement bien sucrer naturellement votre tisane du soir.

LA GELÉE ROYALE À LA MÉNOPAUSE

C'est mon coup de cœur : la gelée royale. On dit merci aux abeilles qui la fabriquent. La gelée royale est plus riche qu'un miel traditionnel et contient une plus grande variété de vitamines, d'oligoéléments et de minéraux. En plus, c'est délicieux. Vous pouvez la verser à la cuillère sur votre granola, dans votre pot de yaourt ou votre infusion du soir, mais aussi l'étaler sur vos tartines au petit déjeuner. En fait, la gelée royale a des vertus apaisantes qui régulent les troubles de l'humeur pouvant arriver au moment de la ménopause. Vous pouvez aussi la consommer pour profiter de ses effets protecteurs, car la gelée royale booste vos défenses immunitaires et vous permet de lutter contre les rhumes et autres petits virus du quotidien.

LA GRENADE L'ARME ANTIVIEILLISSEMENT

Pour retarder le vieillissement cellulaire, notamment au niveau cutané, Flavie Gusman vous conseille d'avoir recours à la grenade, un fruit très riche en vitamines, en minéraux et en antioxydants. Mais ce n'est pas tout, la grenade est une arme qui va permettre à notre corps de mieux se défendre contre les agressions extérieures. Vous pouvez l'utiliser dans des salades de fruits, des compotes, des salades, dans des gâteaux, en boisson...

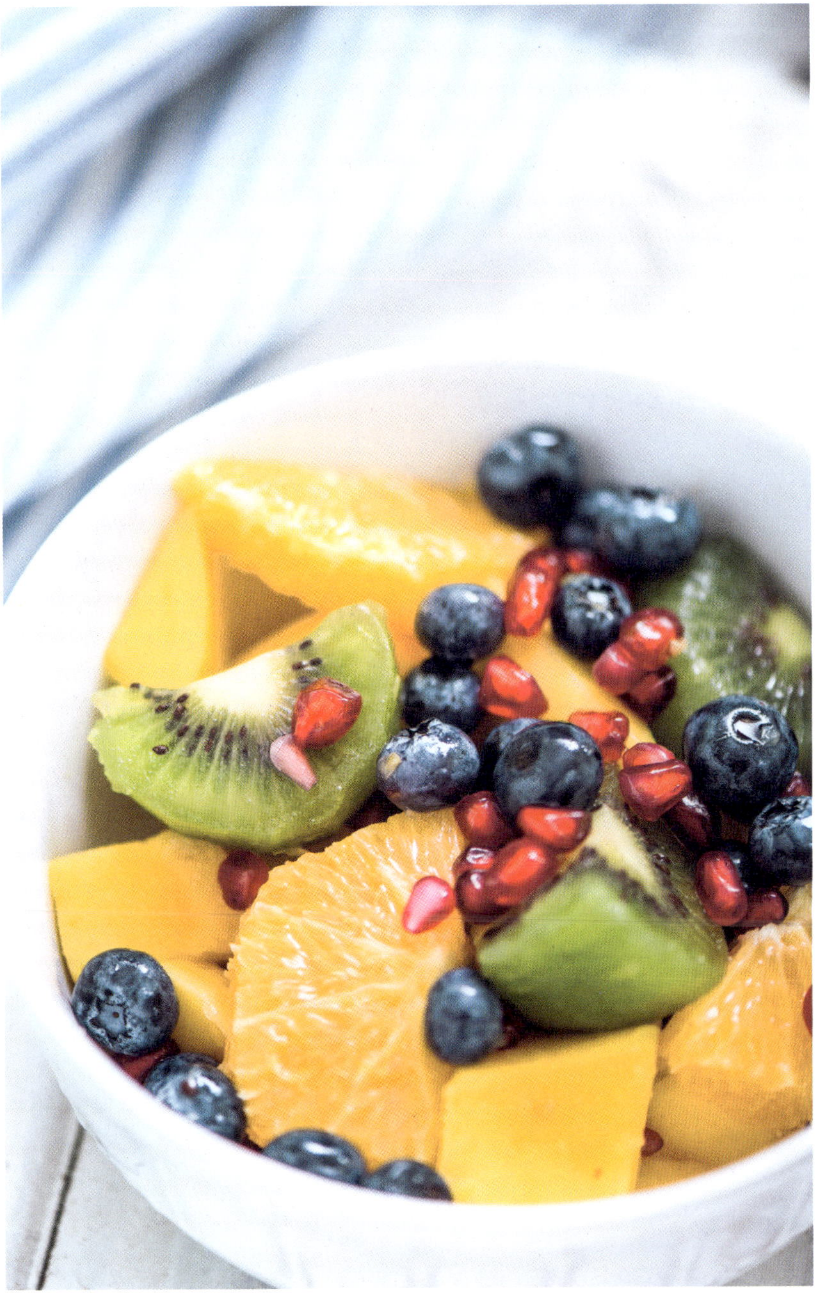

2

LE BONHEUR EST DANS LE SUCRE

Lettre d'Elsa Wolinski à son sucre chéri*

Pour la chroniqueuse de *Bel & Bien*, Elsa Wolinski, le sucre est un partenaire de vie sur lequel elle se repose en cas de coup de mou. Comme nous tous, elle mange ses émotions, qu'elles soient positives ou négatives. Elle va tantôt s'enrober de chocolat pour se consoler, tantôt s'enivrer de sucreries pour célébrer un heureux événement. En ouverture de ces chapitres sur les plaisirs du sucre, Elsa voulait déclarer sa flamme à l'être aimé.

---

* Lettre écrite par Elsa Wolinski dans le cadre de l'émission : « Chocolat : connaissez-vous ses innombrables bienfaits pour votre santé ? »

Cher sucre, tu es toute ma vie.

En écrivant cette lettre, je me rends compte que je parle de toi comme si je parlais d'un ami qui ne me quitte jamais et sur qui je peux toujours compter.

Un ami qui est là quand ça ne va pas, mais aussi pour célébrer les jolis moments.

Mention spéciale au chocolat chaud qui me fait un bien fou. Cette boisson qui m'enveloppe de son amour et qui me rappelle mes délicieux souvenirs d'enfance. À chaque fois que j'en bois, c'est une explosion de joie dans mon estomac et dans mon cerveau.

D'ailleurs, j'aimerais vous raconter le jour où le chocolat chaud m'a littéralement sauvé la vie. C'était un après-midi, j'étais chez moi. J'étais toute jeune maman. À l'époque, le post-partum, tout le monde s'en fichait. J'étais journaliste, j'avais le biberon dans une main, mon ordi dans l'autre, mon bébé dans le porte-bébé, je me sentais sous l'eau. Et je ne sais pas comment l'idée m'est venue, mais j'avais un tel besoin d'être réconfortée que je suis allée chercher du chocolat noir avec un peu d'eau. Je l'ai fait fondre dans une casserole. J'ai tout mis dans une tasse, je me suis assise, j'ai trempé ma cuillère dedans et là, tout à coup, je me suis sentie prête à conquérir le monde avec dix bébés dans les bras.

Pour tout ça, je te dis un grand MERCI.

CHAPITRE

Le sucre, quel pied !

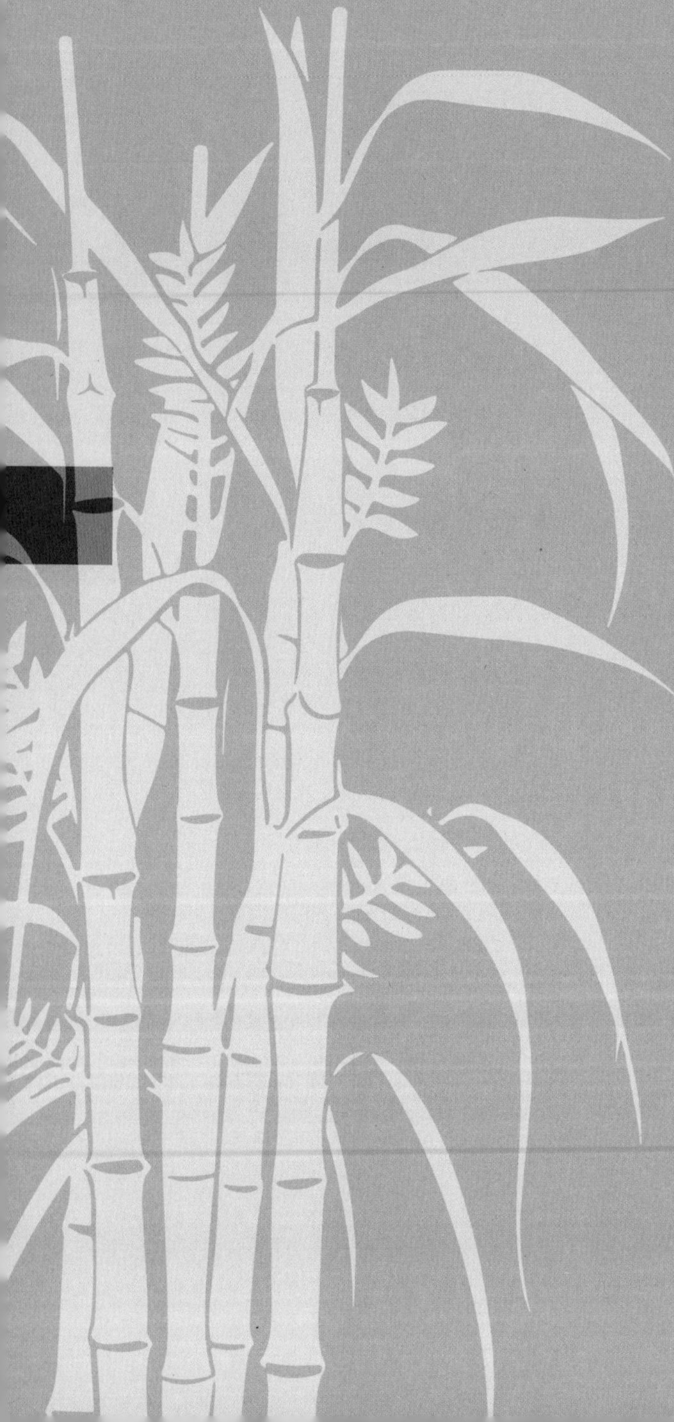

Le sucre est raffiné. C'est bien plus que de la nourriture, c'est un véritable « aliment doudou ». Il devient une source de consolation, une caresse au milieu de la journée, une manière délicieuse de s'offrir une pause dans une société où tout va trop vite. Qu'il s'agisse d'une cuillère de confiture maison, d'un morceau de gâteau moelleux ou d'un fondant au chocolat, ces recettes sucrées convoquent des souvenirs heureux et insouciants qui adoucissent nos peines et nous enveloppent d'une chaleur bienfaisante et réconfortante. Céder au plaisir sucré, c'est s'autoriser à se reconnecter à ses sensations, penser un peu à soi et savourer un moment de tendresse. Et si on prenait un peu son pied ?

Le sucre, un « aliment doudou »

En écho à la lettre d'Elsa Wolinski, le psychiatre et chroniqueur de *Bel & Bien*, Christophe André, a décortiqué la dimension émotionnelle et réconfortante du sucre.

Le sucre est un « aliment doudou » à nul autre pareil. Ce n'est pas pour rien que « glucose » vient du grec gleukos, *qui veut dire « douceur ». Les plaisirs sucrés ont une forte dimension émotionnelle. Proust replonge en enfance devant une madeleine et non devant un pot de rillettes. Les sucreries sont des aliments plaisants associés à des moments festifs et familiaux de l'enfance. Ils véhiculent des émotions positives qui consolent quand on a un coup de blues. On a donc hérité de cette association entre prise de sucreries et environnement sécurisé.*

Au-delà de l'aspect psychologique, il y a aussi une explication physiologique à cet effet réconfortant. Encore une fois, ce sont nos pauvres rats de laboratoire qui le prouvent à leurs dépens. Séparés de leur mère au cours d'une énième expérience, les petits rongeurs poussent des cris de détresse qu'une solution sucrée à laper parvient à faire taire. La raison est simple. Quand on mange des aliments sucrés, le corps libère de la dopamine, mais surtout de la sérotonine, le neurotransmetteur de la sérénité. On se sent apaisé et de bonne humeur. Cela dit, il faut relativiser cette vérité scientifique. Si le sucre calme les angoisses du moment, ce n'est pas une solution miracle aux troubles anxieux dépressifs ; tout au plus une béquille sur laquelle s'appuyer en cas de coup de blues passager. Mais avouez que ce n'est déjà pas mal.

Le sucre, une symphonie neuronale

Si le sucre nous plaît autant, c'est qu'il agit directement sur notre cerveau, bien plus que n'importe quel autre aliment. Lorsque vous dégustez votre pâtisserie préférée, cela provoque une véritable symphonie neuronale. Le délicieux circuit de la récompense est alors activé ce qui libère un shoot de dopamine, l'hormone du bonheur, qui vous procure une sensation de plaisir semblable, d'après les experts, à celle d'un moment intime... avec un bon partenaire !

Sucre et cocaïne : même combat ?

Si le sucre procure autant de plaisir, peut-il devenir une drogue ? Le sucre peut-il nous mettre en situation de dépendance ? Les théories les plus folles circulent sur le sujet. La neuropsychologue et directrice de recherche au CNRS, Sylvie Chokron, a inauguré notre cellule de fact-checking santé. L'addiction au sucre, voici ce qu'elle en pense.

C'est un énorme débat qui agite la communauté scientifique. De nombreuses expériences, menées en laboratoire sur des rats, ont montré que ces animaux avaient un comportement addictif pour le sucre raffiné plus marqué que pour des drogues dites « dures » comme la cocaïne, même à très forte dose. Pour arriver à cette conclusion, les chercheurs de l'université de Bordeaux 2 ont soumis des rats accoutumés à la cocaïne à un choix : de l'eau sucrée ou de la cocaïne. 80 % de ces malheureuses bêtes ont opté pour le sucre.

Toutefois, une autre expérience vient nuancer cette démonstration. Au cours de ce test, des chercheurs ont envoyé une décharge électrique à des rats à chaque fois qu'ils consommaient soit de la cocaïne, soit du sucre. Les rongeurs se sont alors privés de sucre mais pas de poudre blanche, préférant avoir leur dose de drogue dure même si cela entraînait une douleur. Précisons que ces expériences ne valent que pour le sucre raffiné et que, en aucun cas, elles ne concernent le sucre que l'on trouve dans nos aliments.

Cela dit, ces résultats nous questionnent. Pouvons-nous être drogués au sucre ? Pour caractériser une addiction à une drogue, on s'appuie sur trois critères :

- l'appétence pour le produit, c'est-à-dire la tendance à satisfaire nos plaisirs naturels. C'est donc un grand OUI pour le sucre ;
- l'accoutumance au produit, c'est-à-dire le besoin d'augmenter les doses pour ressentir le même plaisir. Pour ce qui est du sucre, la réponse est nuancée ;
- la dépendance au produit, c'est-à-dire le fait d'être très mal en cas de sevrage, au point de souffrir d'une décharge électrique pour satisfaire ses besoins. Avec le sucre, on en est loin.

En fait, la dépendance au sucre ressemble davantage à une dépendance à la caféine qu'à une dépendance à la cocaïne. On parle de dépendance faible. Et rien n'est irréversible. Si vous vous êtes trop accoutumé au sucre ajouté de vos bonbons ou de vos gâteaux, rappelez-vous que le cerveau de l'homme est plastique, il crée de nouvelles connexions tout au long de notre vie. Notre goût se transforme et évolue constamment en fonction de nos habitudes. Si vous vous sevrez d'une boisson sucrée pendant cinq ou six semaines, il y a fort à parier que, si vous la réessayez ensuite, vous ne l'aimerez plus autant.

Conclusion : si on peut perdre ses mauvaises habitudes alimentaires, on peut aussi en acquérir de bonnes. Donc pas de panique : le sucre ne fera jamais de vous un junkie.

Le sucre, un plaisir régressif par André Manoukian*

L'une des chansons préférées des Français est un hymne à la gourmandise et aux plaisirs régressifs de notre enfance. Notre musicologue adoré, le très gourmand André Manoukian nous a raconté l'histoire de *Mistral gagnant*, le célèbre tube de Renaud.

En 1985, au moment de la sortie de cette chanson, on est plus habitué au Renaud contestataire qui entonne *Hexagone, Dans mon H.L.M.* ou *Marche à l'ombre*. Mais depuis peu, Renaud a changé. Voilà cinq ans que le chanteur est papa gaga d'une petite Lolita qu'il a eue avec sa femme Dominique. Quand il compose cette chanson, Renaud est loin d'elles. Il travaille sur son nouvel album à Los Angeles. Pris d'un mélange de spleen et de nostalgie, il griffonne en une petite demi-heure les paroles de *Mistral gagnant* ; un texte adressé à sa fille dans lequel il convoque les souvenirs des paradis perdus de son enfance. Et parmi ces sucreries qui le replongent dans son passé : les roudoudous, les Coco Boers, les Carambars® d'antan et les Mistrals gagnants. Tin tin tin. Pour ceux qui ne l'ont pas connu, le Mistral gagnant est un bonbec disparu depuis la fin des années 80,

* Chronique musicale d'André Manoukian réalisée dans le cadre de l'émission : « La gourmandise est-elle un vilain défaut ? »

qui se présentait sous la forme d'une poudre sucrée et pétillante qu'on aspirait dans son sachet grâce à une paille de réglisse.

Mais revenons-en à l'histoire de la chanson, un hymne à l'enfance qui a failli ne jamais voir le jour. Lorsqu'il la compose, Renaud a déjà bouclé son nouvel album, mais il appelle quand même sa femme Dominique pour lui faire écouter ce titre et lui demander ce qu'elle en pense. Elle l'adore, contrairement à Renaud qui trouve cette chanson trop intime pour l'ajouter sur son nouvel opus. Sa femme le menace en lui disant : « Si tu ne la rajoutes pas sur ton album, je demande le divorce. » Renaud s'exécute et nous offre ce titre plein de mélancolie et de plaisirs sucrés, qui deviendra en 2015 la chanson préférée des Français.

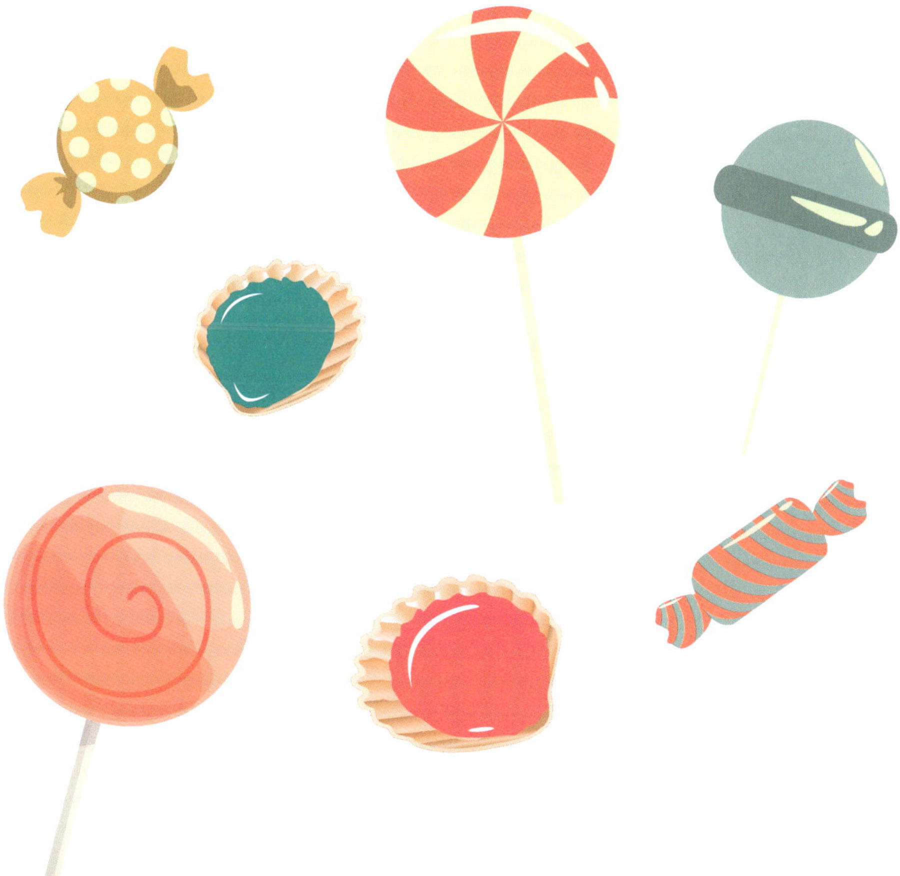

CHAPITRE

Soyez gourmand, mangez sucré sans culpabilité

8

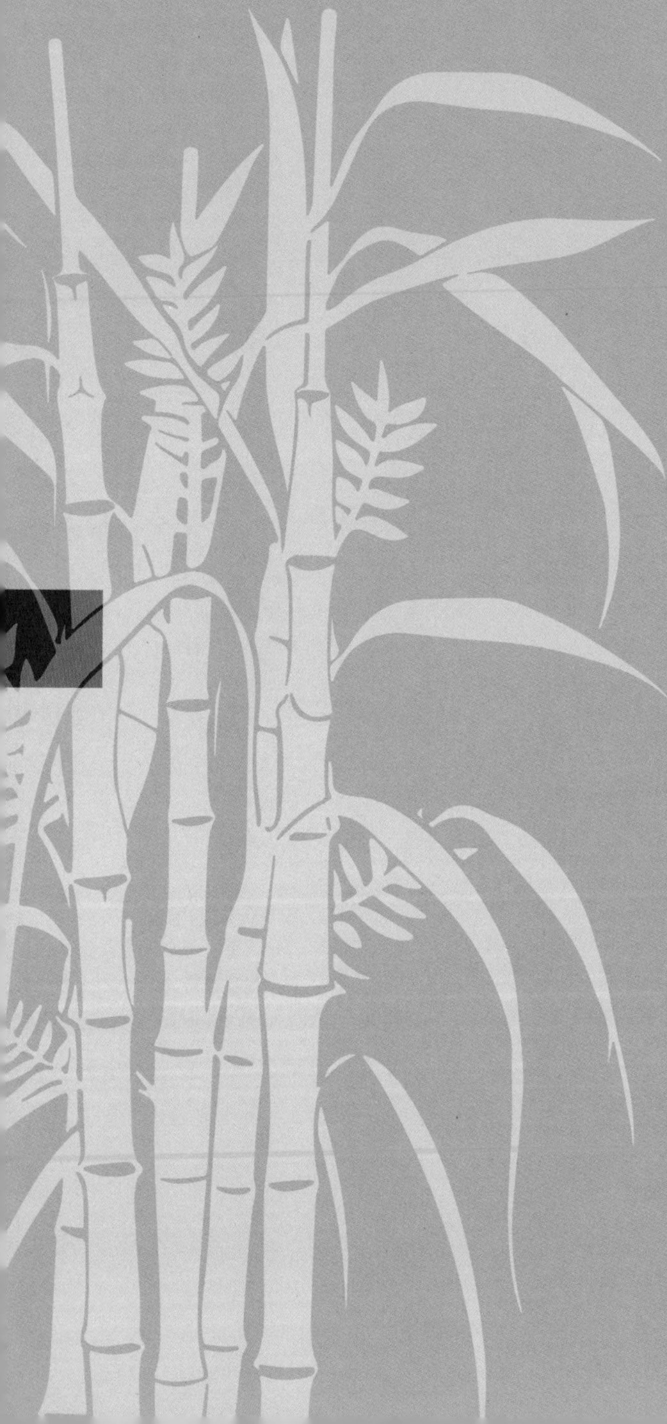

Qui (est l'imbécile qui) a dit que la gourmandise était un vilain défaut ?

Un vieux dicton populaire qui a traversé les âges prétend que la gourmandise est un vilain défaut. Quelle horreur ! À cause de cette fausse croyance, on culpabilise au premier coup de cuillère que l'on plante dans son dessert préféré. Alors, disons-le une bonne fois pour toutes, il n'y a rien de mal à être gourmand. Il faut honorer sa faim. Cela ne signifie pas gloutonner. Non, cela indique qu'il faut savourer ce que l'on mange quand l'envie nous cueille. Déguster sans se « goinfrer » en somme. N'oublions pas que la nature est bien faite. En prenant le temps de manger, vous arriverez à satiété naturellement. Un seul mot d'ordre, ne vous frustrez pas, vous risquez de perdre le contrôle.

Éloge de la gourmandise !

Nous entendons tous cette petite voix intérieure, ce Jiminy Cricket dans notre tête, qui nous dit : « Tu es sûr de vouloir cette glace à la vanille ? » Est-ce mal d'être gourmand, suis-je le ou la seul(e) ? Le grand gourou du bien-être, le psychiatre Christophe André l'assume : nous sommes tous gourmands. Et il n'y a pas de mal à ça.*

Arrêtons de culpabiliser. L'être humain est naturellement attiré par les choses qui lui font du bien, par ce qui est beau, par ce qui est bon. La gourmandise fait partie de notre équipement. C'est inné. Dans le meilleur des cas, la gourmandise débouche sur la gastronomie, qui n'est pas seulement l'art de se nourrir, mais l'art de se faire plaisir en se nourrissant. Il y a donc de très bons côtés à la gourmandise. Le problème de celle-ci, c'est quand elle n'est pas contrebalancée par l'autocontrôle, ce frein psychologique qui fait que nous avalons juste ce qui nous fait plaisir et nous rassasie sans aller au-delà.

Mon petit conseil pour garder la maîtrise sur sa gourmandise : toujours aller faire ses courses le ventre plein. Si vous êtes à satiété au moment de remplir votre Caddie, vous éviterez les achats impulsifs de sucreries.

8

« DIS-MOI COMMENT TU MANGES, JE TE DIRAI QUEL GOURMAND TU ES. »

À propos de gourmandise, j'aimerais revenir sur cette maxime : « Dis-moi ce que tu manges, je te dirai ce que tu es. » Ce n'est pas

---

* Ce texte est tiré de l'émission «La gourmandise est-elle un vilain défaut ?».

tout à fait exact. Je préfère de loin celle-ci : « Dis-moi COMMENT tu manges, je te dirai qui tu es. » Ainsi, on va pouvoir différencier le « mauvais gourmand compulsif » du « bon gourmand gourmet ».

Pour connaître votre profil, posez-vous ces questions. Mangez-vous seul ou avec des amis que vous avez invités ? Mangez-vous lentement ou vous jetez-vous sans raison sur votre assiette ? Avez-vous pris soin de faire la cuisine ou venez-vous de décongeler un plat tout préparé ?

Manger des radis ou des poireaux n'en dit pas forcément plus sur votre rapport à la nourriture que le fait de raffoler de viennoiseries. C'est l'enrobage qui compte pour déterminer votre degré de gourmandise.

Pour être un bon gourmand à tendance gourmet qui se porte bien : cuisinez vous-même vos desserts préférés que vous savourerez à table avec des amis dans un contexte festif et convivial.

« Ne bannissez pas le sucre de votre vie, mais essayez de ritualiser vos plaisirs gourmands et tout ira bien. »

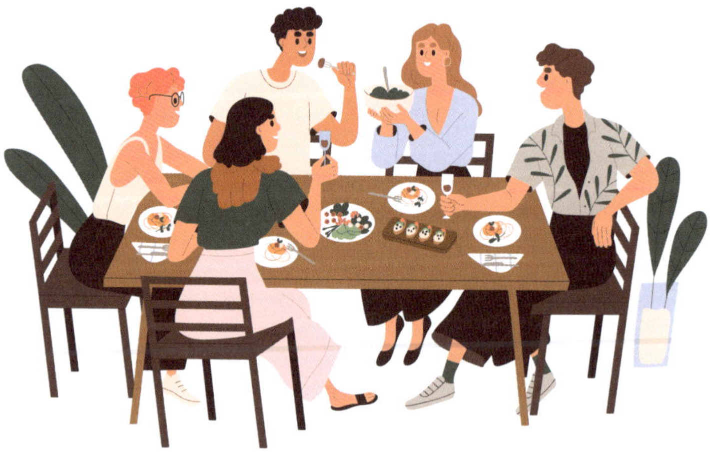

Honorez votre faim : mangez sans vous frustrer

Avec toutes les injonctions au corps parfait, certaines peuvent être tentées de ne plus écouter les besoins de leur corps. Elles se privent à l'excès. Or, tous les experts que nous avons reçus sur le plateau de *Bel & Bien* sont formels : ne vous frustrez pas lors de vos repas. Il faut manger à votre faim pour éviter la survenue d'éventuels troubles alimentaires et vous sentir bien. Prêchons ensemble cette bonne parole.

Le problème d'aujourd'hui, c'est que beaucoup de femmes s'affament. La peur de grossir conjuguée à nos journées trop remplies font qu'on n'écoute plus son appétit et qu'on ne mange pas assez. Pire, d'autres ne prennent même plus le temps de se rassasier et sautent des repas. Erreur ! Quand vous ne mangez pas assez, quand vous vous frustrez, à un moment de la journée, vos besoins nutritionnels vont se faire ressentir. Vous allez compenser par le grignotage en vous jetant sur des produits sucrés à forte valeur calorique. Il y a donc des règles simples à appliquer pour honorer sa faim et sa gourmandise sans frustration.

Les 3 règles à respecter pour manger suffisamment

RÈGLE Nº 1 :

MANGEZ AU MOINS DEUX PLATS AU COURS D'UN REPAS

Quand vous passez à table, ne vous contentez pas d'un seul plat, vous allez créer une carence nutritionnelle qui réveillera vos fringales entre les repas. Prenez toujours une entrée et un plat principal. Un plat principal et un dessert, idéalement fruité. Une formule en somme.

RÈGLE N° 2 :
MANGEZ RÉGULIÈREMENT

Si vos apports alimentaires diffèrent au cours de la journée ou de la semaine, forcément des envies « non essentielles » vont se créer et vous allez le regretter. Non seulement vous allez être sujet au grignotage, mais surtout votre métabolisme va être totalement perturbé. Fort à parier que les enzymes de la satiété ne feront plus effet. Vous aurez tout le temps faim. Notre cerveau a besoin d'une routine alimentaire. Faites preuve de constance dans votre alimentation.

RÈGLE N° 3 :
INTRODUISEZ DES ALIMENTS PLAISIRS EN FIN DE REPAS

N'hésitez pas à vous faire plaisir. Récompensez-vous avec un dessert gourmand dans des quantités raisonnables. Pas forcément tous les jours mais deux à trois fois par semaine. Le reste du temps, mangez de bons fruits gorgés de sucre et de fibres en fin de repas. Ainsi, vous pourrez vivre votre gourmandise sans mettre votre santé en danger.

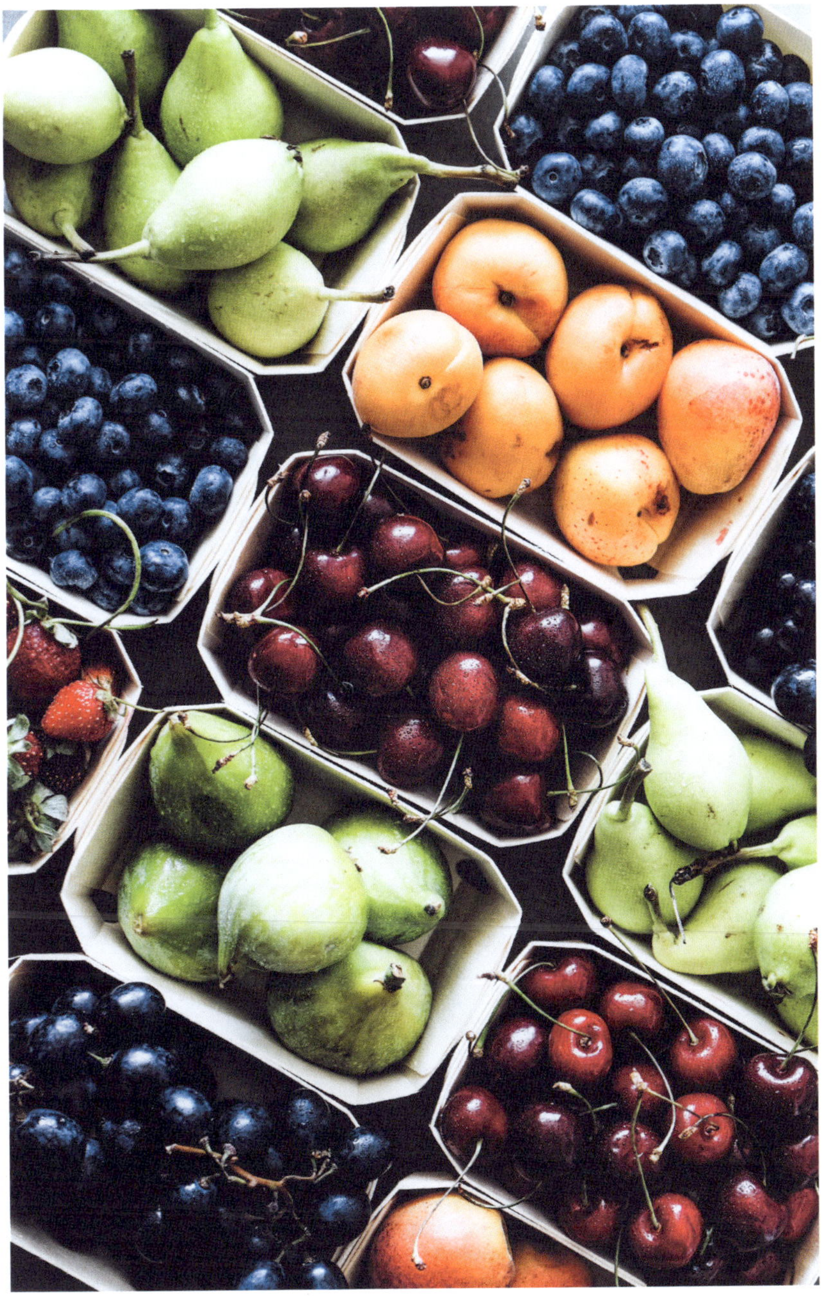

CHAPITRE

Le chocolat, ce super aliment

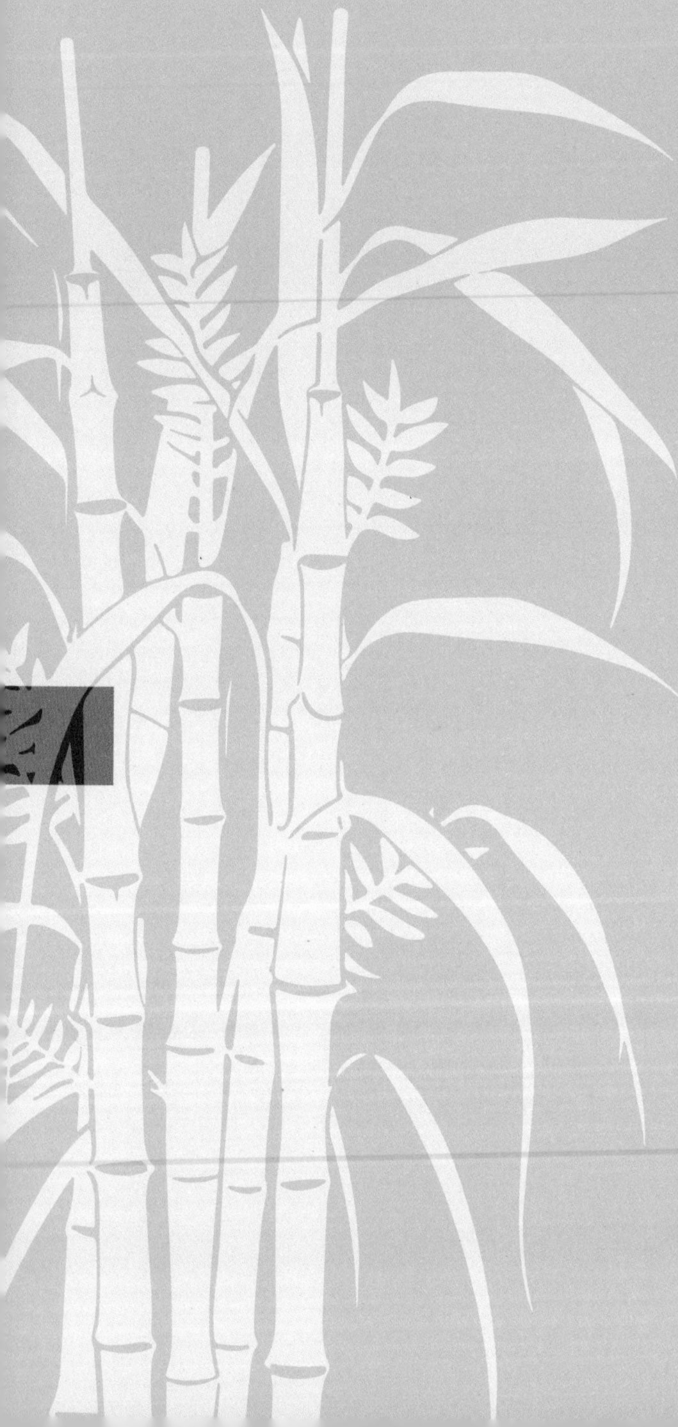

Ne dit-on pas : « Neuf personnes sur dix aiment le chocolat. La dixième ment » ? Le chocolat met tout le monde d'accord, et vous serez agréablement surpris d'apprendre qu'il n'y a vraiment pas de mal à se faire du bien. Le chocolat est plein de vertus insoupçonnées à la fois pour le corps et pour l'esprit. Ce chapitre vous présente les pouvoirs magiques de ce super aliment. Mais d'abord revenons en arrière.

9

Un peu d'histoire : le chocolat, la nourriture des dieux

L'incroyable histoire du chocolat débute en Amérique centrale en 2000 avant Jésus-Christ avec les Olmèques, les premiers consommateurs de cacao.

Les Olmèques sont la civilisation la plus ancienne connue de la Mésoamérique dont les terres se trouvaient entre l'actuel Mexique et le Costa Rica. Dans les vestiges olmèques, on a retrouvé des traces de boisson au cacao dans de grands vases en terre cuite. Les Olmèques, tout comme les Mayas et les Aztèques qui leur ont succédé, consommaient le cacao exclusivement sous forme liquide.

Une boisson chocolatée très éloignée de celle dont on s'abreuve aujourd'hui au petit déjeuner. Ces anciennes civilisations ne pratiquaient ni l'élevage ni la culture de la canne à sucre. Le lait et le sucre de table étaient absents de ce breuvage au cacao très amer auquel on ajoutait du poivre et des piments pour en relever le goût. Une boisson sacrée intimement liée à l'une de leurs divinités, le dieu du chocolat, un certain Quetzalcóatl. Un dieu qui leur aurait appris à faire pousser des cacaoyers et à en récolter les fèves pour les transformer en une boisson considérée comme une nourriture divine.

Au-delà de ce nectar, les Mayas et les Aztèques ont aussi fait des fèves du cacao une monnaie d'échange. Une tomate équivalait à une fève, un œuf à trois fèves. Comptez-en dix pour un lapin.

Les fèves de cacao étaient si précieuses qu'elles ont suscité la convoitise des conquistadors espagnols qui n'en avaient pas assez de tout voler aux habitants du Nouveau Monde. En 1519, Cortès, qui arrive sur le territoire aztèque, va vite comprendre que cette fève est une vraie richesse. Il en rapporte à la cour d'Espagne et présente cette boisson à son roi en 1528. On y ajoute alors un nuage de lait et du sucre pour en effacer l'amertume. Succès immédiat.

La cour d'Espagne va garder cette recette secrète pendant près de quatre-vingts ans. Heureusement pour nous, les mariages royaux ont eu raison de ce monopole. Quand l'infante d'Espagne, Anne d'Autriche, arrive à Paris pour épouser Louis XIII en 1615, la future reine de France embarque avec elle la mystérieuse recette de cette boisson au chocolat. C'est un raz-de-marée chez les aristocrates, et les grandes dames de la cour s'en gâtent les dents.

Ce n'est qu'au XIXe siècle que le chocolat devient solide. En 1828, un chimiste hollandais du nom de Van Houten va utiliser une presse pour écraser les fèves de cacao et en extraire deux matières : la poudre de cacao d'un côté et le beurre de cacao de l'autre. À la suite de cette découverte, l'inventeur a une idée de génie : ajouter davantage de beurre de cacao à la recette pour solidifier le tout. Le chocolat sous forme de tablette tel que nous le connaissons est né.

Tout va alors s'accélérer. Au XIXe siècle, les moyens techniques de la révolution industrielle vont démocratiser le chocolat, qui devient un mets accessible à tous. Pour sa culture de masse, les colons européens implantent le cacao en Afrique, réduisant ainsi son coût d'importation.

Aujourd'hui, 70 % du chocolat vendu en grande surface l'est sous forme de tablette. On s'est bien éloigné de la boisson des dieux. Mais, avouons-le, son goût reste divin.

Le chocolat, la tentation ultime

En bon « chocovore » devant l'Éternel, je me suis interrogé : peut-on résister à l'appel du chocolat ? D'après la science, le meilleur moyen d'y résister, c'est d'y céder.

Le chocolat est irrésistible, et la science vient de le prouver. Des chercheurs de l'université de Leeds ont essayé de « cracker » les mystères du formidable pouvoir d'attraction du chocolat. Ils ont construit une sorte de langue artificielle en 3D avec un système à haute définition pour tenter de comprendre pourquoi cet aliment nous plaît autant. Les résultats de cette étude, publiés dans l'article « *Insights into the Multiscale Lubrication Mechanism of Edible Phase Change Materials* », parlent alors de la lubrification du chocolat. Alors, ça n'a rien de coquin. Si les chercheurs évoquent la lubrification, c'est qu'ils ont démontré que l'onctuosité du chocolat nappe nos papilles gustatives d'une couche de lipides et que celle-ci maintient le goût bien plus longtemps. Morale de l'histoire : la lubrification est importante dans bien des domaines.

LE CHOCOLAT : UN ANXIOLYTIQUE NATUREL !

C'est un fait, le chocolat apaise. Déjà, il y a ce caractère voluptueux de la matière qui nous enveloppe. Il y a aussi cet aspect festif qui l'associe à des moments de joie comme Pâques, Noël ou les anniversaires. Mais ne négligeons pas son aspect physiologique. Le chocolat est très riche en magnésium. Cet élément agit sur la régulation de certaines hormones et diminue notamment celles du stress. Une étude a montré que la consommation modérée de chocolat faisait chuter de 20 à 30 % le taux de cortisol. Mais ce n'est pas tout, le magnésium va augmenter la synthèse du tryptophane qui se transforme en sérotonine. Et la sérotonine, c'est le neurotransmetteur de la sérénité. On peut donc l'affirmer : oui, le chocolat est un antistress naturel.

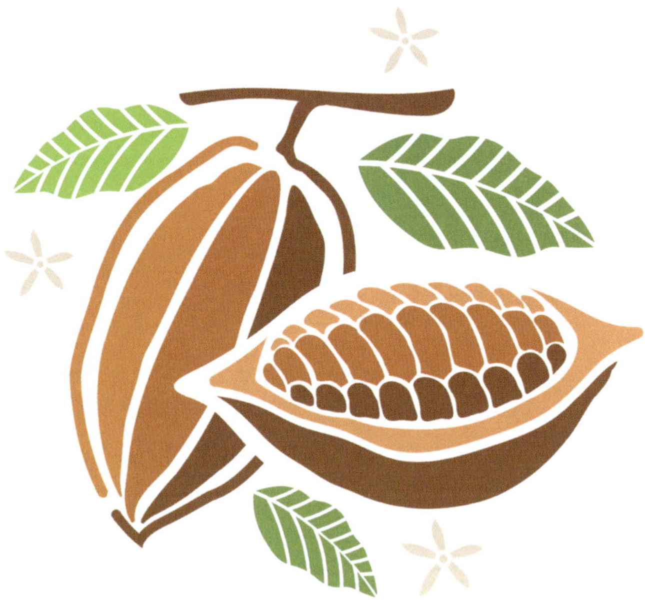

Les vertus du chocolat sur notre santé physique

Bonne nouvelle pour les gourmands que nous sommes : le chocolat est un formidable allié pour notre santé physique. Oui, vous êtes ravi d'apprendre que le chocolat soigne le corps.

Ce n'est pas moi qui le dit mais le médecin urgentiste Gérald Kierzek sur notre plateau. Il nous a livré sa prescription de chocolat noir. Listons avec lui les pouvoir guérisseurs insoupçonnés du chocolat à plus de 65% de cacao.

LE CHOCOLAT CONSOLIDE LA MÉMOIRE… ET PLUS SI AFFINITÉS

On dit merci au magnésium contenu dans le chocolat noir. Le magnésium favorise les connexions entre les neurones du cerveau, notamment au niveau de l'hippocampe, la zone de la mémoire. Le génial magnésium favorise aussi la bonne circulation sanguine, entre autres dans le cerveau, ce qui permet de mieux l'oxygéner et de consolider un peu plus nos souvenirs. Le chocolat vous rend donc plus performant intellectuellement, mais au lit également. En relançant la circulation sanguine, il améliore vos performances sexuelles en ayant un effet similaire à celui du Viagra®. Toute proportion gardée.

LE CHOCOLAT EST BON POUR NOTRE SANTÉ CARDIAQUE

Le chocolat contient des polyphénols qui sont de puissants antioxydants. Cela permet de lutter contre le stress oxydatif : c'est le fait que nos cellules s'oxydent et vieillissent avec le temps. On se rouille inexorablement de l'intérieur. Mais ça, c'était avant de savoir que les polyphénols contenus dans le chocolat noir ralentissent ce processus et protègent notre cœur. Il précise que ce n'est pas en se gavant de chocolat qu'on va contrebalancer de l'hypertension artérielle ou un cholestérol trop élevé, mais, de façon préventive, le chocolat peut préserver la santé cardiovasculaire.

LE CHOCOLAT EST IDÉAL POUR LUTTER CONTRE L'OSTÉOPOROSE

Une chose est sûre, le chocolat n'est pas mauvais pour la santé osseuse. Dedans, on a de la vitamine D, du magnésium et du calcium. Tout ce qui est bon pour fortifier les os et idéal au moment de la ménopause. Et si, en plus, vous prenez votre petit carré de chocolat sur votre balcon, à la lumière du soleil qui vous inonde de vitamine D, vous avez tout gagné.

LE CHOCOLAT COMME PRÉBIOTIQUE QUI AIDE À L'ÉQUILIBRE DU MICROBIOTE INTESTINAL

On sait l'importance d'un microbiote intestinal à l'équilibre pour notre santé. De récentes études prouvent que l'effet antioxydant du chocolat noir joue un rôle de prébiotique qui favorise la croissance des bonnes bactéries dans l'intestin, tout en diminuant les mauvaises telles que les staphylocoques. Et quand le microbiote intestinal va, tout va.

Nous parlerons des bienfaits d'un microbiote intestinal sain sur notre santé physique et mentale dans un autre chapitre, *voir page 171.*

Le chocolat, ça ne se mange pas, ça se déguste

Sachez que déguster du chocolat est un art auquel la chocologue Victoire Finaz* est venue nous initier dans *Bel & Bien*. Grâce à cette œnologue du chocolat, vous saurez comment booster tous ses arômes pour encore plus de plaisir.

TOUS LES CHOCOLATS NE SE VALENT PAS !

Le chocolat qui invite le plus au bonheur et à la dégustation, c'est assurément un chocolat qui contient entre 65 et 85 % de cacao. Certains nutritionnistes vous diront « jamais de chocolat en dessous de 85 % de cacao ». Ce n'est pas le cas de Victoire Finaz qui voit le sucre comme un ami, du moins quand on n'en abuse pas. Donc à partir de 65 % de cacao, c'est parfait. En dessous, le sucre ajouté va masquer les arômes du cacao. En fait, c'est à partir de 65 % de cacao dans votre tablette que le chocolat devient tannique, nourrissant et satiétogène. Vous serez calé après quelques carrés seulement. Personne ne dévore toute sa tablette de chocolat noir d'un seul coup. En fait, ce qui est génial avec le chocolat noir, c'est qu'on prend le temps de le déguster. On le mange en pleine conscience, on convoque nos sens, on fait des pauses pour sentir tous ses arômes qui se développent en bouche. On est rassasié bien plus rapidement qu'avec du chocolat au lait ou du chocolat blanc qu'on dévore. On peut donc affirmer que le chocolat noir est bon pour notre ligne, car il invite à la fois au plaisir et à la modération.

9

---

* Si vous voulez vous initier à l'art de Victoire Finaz, procurez vous son livre : *Chocolat : L'art de la Chocologie et de la Dégustation, 50 Recettes Irrésistibles,* aux éditions Mango.

LE, CHOIX DE LA TABLETTE

Pour savoir, si on a affaire à un bon chocolat au premier coup d'œil, il faut d'abord s'intéresser à la couleur de la tablette, qui varie en fonction de sa qualité. Un bon chocolat doit avoir une teinte acajou. À l'origine, la fève de cacao fraîche est de couleur violette, mais cette fève va brunir au fur et à mesure des étapes de la préparation pour obtenir sa belle couleur acajou. Si jamais le chocolat est trop noir ou trop foncé, ça doit interpeller. Ça veut dire que les fèves de cacao ont été brûlées au moment de la torréfaction, ce qui fait perdre tous ses arômes au chocolat. Autre indice visuel gage de qualité : la brillance de la tablette qui doit avoir de jolis dégradés de marron. Cela signifie que ce chocolat a été correctement tempéré lors du processus de refroidissement de la tablette. Si vous avez encore un doute, apprenez qu'une tablette qui se casse proprement avec un « craquement » net indique aussi un chocolat de qualité.

LES SECRETS D'UNE DÉGUSTATION RÉUSSIE

Un chocolat, ça se savoure comme un bon vin. Pour profiter de tous ses arômes, il faut le déguster en ayant recours au mécanisme de la rétro-olfaction. Commencez par croquer dans un carré de chocolat en faisant plein de petites billes en bouche grâce à la mastication. Une fois le chocolat en bouche, bouchez-vous les narines pour éviter la ventilation qui peut faire perdre les arômes. Ensuite, laissez-le fondre quelques secondes avant de libérer votre nez. En soufflant par les narines, vous aurez alors une explosion de saveurs et vous apprécierez toute la complexité aromatique de votre chocolat. Essayez cette méthode et vous ne pourrez plus vous en passer.

L'ENVIRONNEMENT INFLUENCE LA PERCEPTION DU GOÛT

Nous militons pour une approche multisensorielle du chocolat, car l'ambiance dans laquelle vous le mangez est primordiale. Si vous dégustez votre chocolat avec une musique dynamique et des couleurs froides de type bleu, vous serez emporté par la fraîcheur, et les arômes fruités ressortiront. À l'inverse, si vous dégustez ce même chocolat avec une musique douce, bercé par des lumières chaudes et enveloppantes semblables à celle d'un feu, alors le chocolat va vous paraître plus gourmand, plus fondant, plus sucré.
La science nous apprend aussi qu'il y a une heure précise pour le chocolat. Il faut déguster son carré lors des moments de la journée où les niveaux de cortisol sont au plus bas. Le cortisol, c'est cette hormone du stress qui nous maintient éveillés. Évitez donc le chocolat au réveil quand son taux est au maximum. S'il fallait choisir un créneau idéal pour savourer son chocolat, je dirais 16 heures, car le cortisol est au plus bas. Vous maximiserez ainsi les bienfaits gustatifs et émotionnels du chocolat noir.

LA CONSERVATION DU CHOCOLAT

Le chocolat, c'est dans le placard ou dans le frigo ? C'est la question que tout le monde se pose. Nous sommes en mesure de l'affirmer : interdiction de le conserver au réfrigérateur. Le problème du frigo, c'est qu'il est à une température de 5 degrés quand il peut faire 20 à 25 degrés dans votre appartement. Cela crée un choc de température. Votre chocolat blanchit en même temps qu'il perd tous ses arômes. Disons-le, le chocolat déteste les variations de température. Laissez-le sur la table du salon où il vit très bien. Et si votre immeuble est surchauffé, positionnez-le près d'une fenêtre entrebâillée pour le maintenir à une température idéale de 19 degrés.

ATTENTION AUX FAUSSES PROMESSES MARKETING

En grandes surfaces, on trouve tout un tas de tablettes de chocolat avec de nombreuses promesses marketing du type « chocolat extra noir supérieur », ou encore « chocolat 100 % cacao ». Il faut s'en méfier.

Prenons l'exemple de la tablette où il est écrit « noir extra ». Quand on lit ceci, on pense à un chocolat intense, fort en cacao. Mais quand on regarde la liste des ingrédients au dos de l'emballage, il est écrit « cacao 52 % ». Qu'est-ce que cela signifie ? Que le reste, c'est du sucre : 48 %, presque la moitié de la tablette. C'est donc un message mensonger, car on n'est pas du tout sur un « chocolat noir extra », mais plutôt sur un chocolat noir très sucré.

Autre règle à connaître : le beurre ou la pâte de cacao sont inclus dans le pourcentage de cacao indiqué sur l'emballage. Si vous voyez une tablette où il est inscrit « 100 % cacao », lisez bien la liste des ingrédients pour savoir quelle est la proportion de cacao pur et celle de beurre de cacao.

Il se peut qu'une tablette 65 % contienne moins de gras qu'une tablette 100 % composée essentiellement de beurre de cacao qui sera bien plus calorique. En général, quand vous voyez l'inscription « 100 % cacao », vous pouvez être sûr qu'il y a un loup, car un chocolat composé entièrement de cacao serait immangeable.

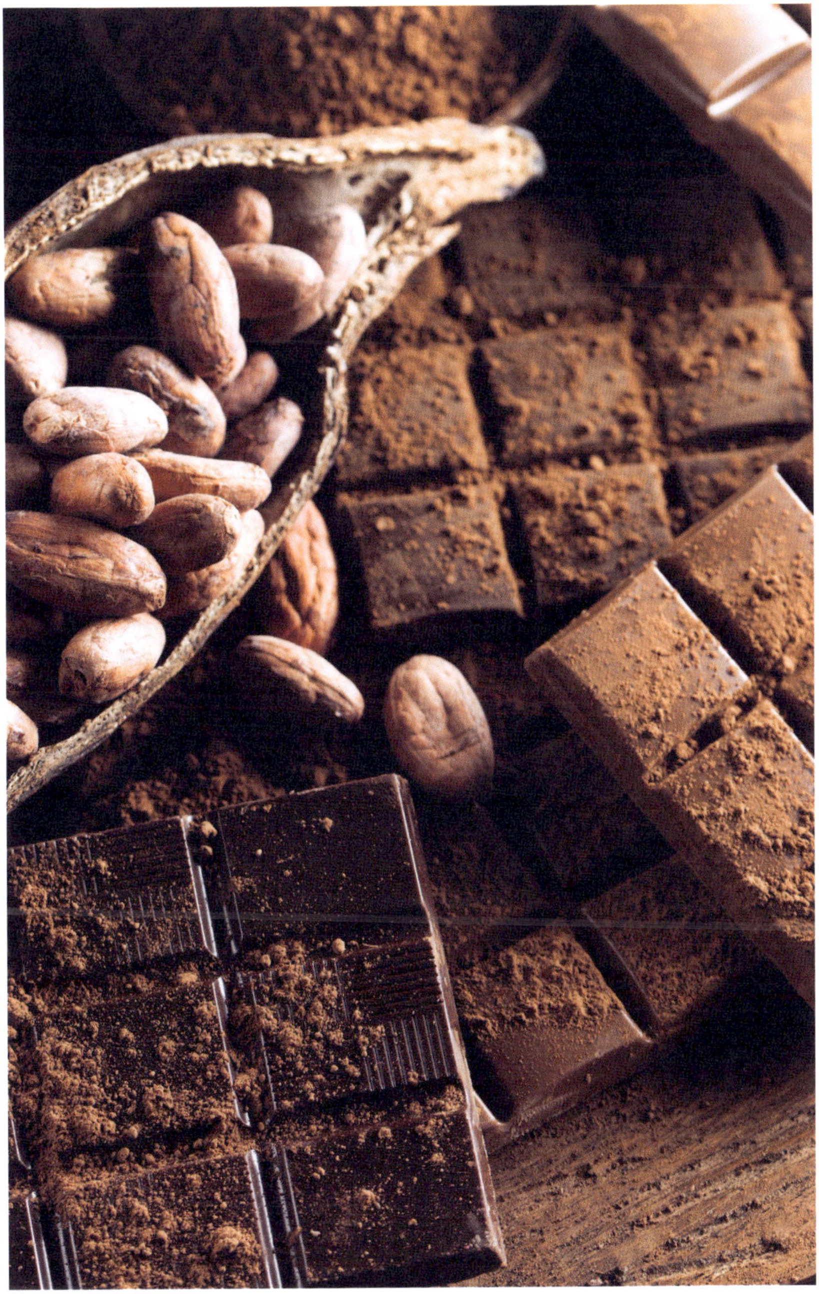

CHAPITRE

Le sucre coquin

10

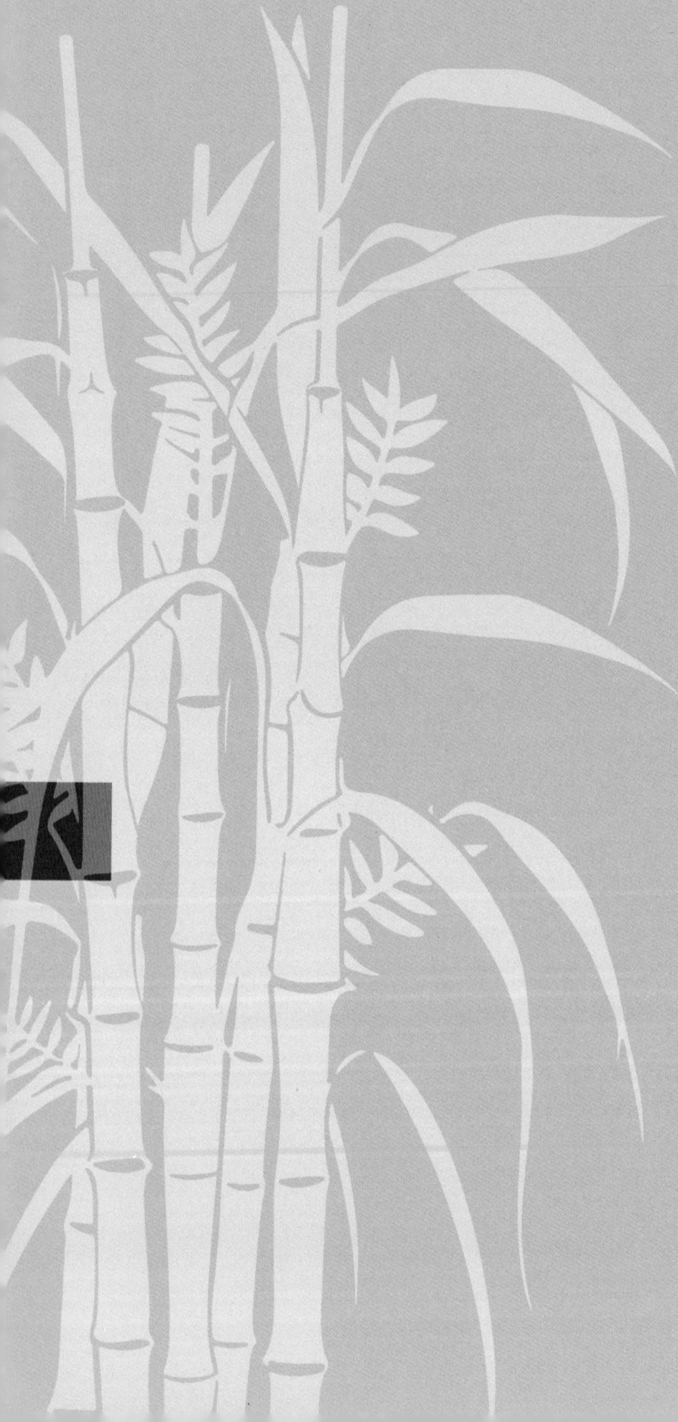

Le sucre éveille le désir !
C'est un redoutable tentateur, à la fois onctueux, fondant et craquant, qui a toujours évoqué bien plus que le simple plaisir de manger. Dans nos esprits, certains desserts, comme la tarte aux pommes, le *banana-split* ou les sorbets, portent en eux une promesse de volupté et de jouissance. Quant aux fruits, les formes équivoques de la banane, de l'abricot ou de la pêche nous éveillent à la sexualité. C'est cette frontière entre gourmandise et désir que nous allons maintenant explorer non sans une certaine excitation...

10

L'érotisation du sucre

Au rang des nombreux plaisirs du sucre, comment ne pas parler de sa dimension érotique ?

Depuis des siècles, sucre et sexualité sont intimement liés, que ce soit dans les arts, la culture, les médias.

MAIS QUI EST À L'ORIGINE DE CETTE ASSOCIATION ?

Visiblement, ce serait l'Église catholique. Gourmandise et luxure sont liées dès les premiers temps du christianisme où l'on a commencé à codifier les sept péchés capitaux. Le premier péché de gourmandise correspond à une pomme dans laquelle Ève a croqué. Le choix du fruit défendu n'a rien d'un hasard. On établit que c'est une pomme parce qu'il y a cette équivalence anatomique entre les seins de la femme et la forme du fruit. Un récit originel qui va associer ces deux vices, à savoir la gourmandise et la luxure. Les deux étant compris comme des plaisirs assez similaires par l'Église. Le goût évoque alors une forme de toucher, une sorte de chatouillement, un échauffement des sens qui va faire naître ce désir qu'il faut contrôler. Voilà comment on arrive à cette fausse croyance patriarcale imaginant qu'une femme qui mange sans raison est incapable de contrôler ses pulsions sexuelles.

10

Au XVIIe siècle, un autre mythe va participer à cette érotisation des plaisirs sucrés : le mythe du chocolat aphrodisiaque. Nous sommes à la cour du Roi-Soleil et Louis XIV doit épouser l'infante d'Espagne, Marie-Thérèse d'Autriche, qui a été biberonnée toute son enfance au chocolat chaud. Quand la future reine arrive chez nous, elle clame : « Je n'ai que deux passions : le roi et le chocolat. » Et pour profiter de la seconde, sa femme de chambre est chargée de lui préparer sa célèbre boisson chocolatée : la Molina. Louis XIV en raffole également et en ingurgite en cachette jusqu'à dix tasses par jour. C'est que le roi lui prête beaucoup de mérite. Selon lui, le chocolat lui provoquerait de très belles érections. Très vite, ce breuvage s'installe à la cour et on le consomme pour ses vertus aphrodisiaques. À Versailles, inviter quelqu'un à prendre un chocolat ne laisse aucun doute sur ses intentions. Plus tard, le très libidineux Louis XV ne jure que par le chocolat pour l'aider à être performant lors de ses rencontres intimes avec ses nombreuses maîtresses. Quant au Marquis de Sade, il organise des orgies au cours desquelles les participants consomment du chocolat fourré à la poudre de cantharide. Un mélange supposé aphrodisiaque qui se révélera toxique au point de provoquer le décès de certains libertins. Ce fut d'ailleurs l'une des raisons de son emprisonnement.

Et cette association entre la gourmandise et la sexualité, on la retrouve aujourd'hui. Si vous prenez le discours publicitaire occidental, très souvent, lorsqu'on évoque le plaisir sucré, l'orgasme n'est jamais très loin. Les femmes sont érotisées dans leur façon de manger des sucreries. On le voit dans les publicités pour les chocolats ou encore pour les glaces dont la forme phallique renforce cet imaginaire. Pour l'alimentation sucrée, on continue de jouer sur cet héritage du christianisme qui associe la sexualité et la gourmandise.

Je n'ai que deux passions, le roi et le chocolat.

Marie-Thérèse d'Autriche

Des chansons sucrées à double sens*
par André Manoukian

Pour tromper les puritains et contourner la censure, les artistes se sont toujours servis des métaphores à double sens évoquant tantôt les plaisirs sucrés, tantôt les plaisirs charnels. Affaire d'interprétation.

J'ai donc demandé au musicologue André Manoukian de nous raconter l'histoire de chansons gourmandes à tout point de vue. Sans surprise, on n'a pas mis longtemps à le convaincre de se prêter à l'exercice.

En guise de préliminaires, je vous propose de découvrir avec attention, si vous le pouvez, les paroles de la chanson *Les Nuits d'une demoiselle* de Colette Renard, sortie en 1963. Je suis sûr que les périphrases érotiques de la chanson vous mettront en appétit.

Le double sens des paroles de Colette Renard est explicite. Berlingot, bonbon, friandise, cerise, mignardise, sucette, abricot, toutes ces sucreries licencieuses nous renvoient à la dimension érotique du sucre.

LES SUCETTES DE FRANCE GALL

On poursuit par le classique des chansons à double sens : *Les Sucettes* de France Gall. Quand la jeune France Gall nous chante l'histoire d'Annie qui « aime les sucettes » et du sucre d'orge qui « coule dans sa gorge » et l'emmène tout droit au paradis, tous les doutes s'envolent. La chanson écrite par Serge Gainsbourg est une véritable ode... à la fellation ! Mais ça, l'innocente France Gall l'ignore encore.

Pour la petite anecdote, avant chaque disque, Serge Gainsbourg demande à sa muse de l'époque de lui raconter sa vie. France

---

* Chronique musicale d'André Manoukian réalisée dans le cadre de l'émission : « Comment manger sucré en restant mince et en bonne santé »

Gall s'épanche sur ses dernières vacances à Noirmoutier chez ses parents, où elle avait pris pour habitude d'aller acheter des sucettes à l'anis à la boulangerie. Serge Gainsbourg s'inspire alors de cette anecdote pour lui écrire une chanson. Charmée par cette composition qu'elle trouve « très jolie », France Gall lui dit qu'elle l'adore. En 1966, au moment de la sortie du disque, la jeune femme de 18 ans chante les paroles au premier degré, persuadée qu'il s'agit d'un banal souvenir de vacances. La forme phallique des sucettes dans le clip de la chanson ne lui mettra pas plus la puce à l'oreille. France Gall découvrira le pot aux roses des années plus tard.

Sucre et sexe : même combat

Sucreries et sexualité sont intimement liées dans la culture populaire. Mais qu'en est-il du point de vue scientifique ? Pour Sylvie Chokron, neuropsychologue et directrice de recherche au CNRS, le verdict est sans appel : le sucre est un puissant aphrodisiaque.

On peut le dire sans tabou : sucre et sexe, c'est le même combat d'un point de vue neuronal. La consommation de sucre active les mêmes régions du cerveau que celles du sexe en entraînant une libération de dopamine, l'hormone du plaisir et de la satisfaction. La réponse est quasi similaire. Voilà qui renforce l'association entre les deux.

Mais la démonstration ne s'arrête pas là. Le sucre a un effet réconfortant qu'on ne présente plus. Il apaise et réduit le stress, principal inhibiteur de la libido.

Enfin, le sucre fournit une source rapide d'énergie qui peut augmenter la vitalité et la performance sexuelle.
L'effet aphrodisiaque du sucre est donc avéré, et ceci assied encore un peu plus le lien si intime entre les plaisirs sexuels et sucrés.

3

L'INFLUENCE « MÉCONNUE » DU SUCRE SUR NOTRE SANTÉ MENTALE

CHAPITRE

Le sucre & les femmes : une histoire d'amour compliquée

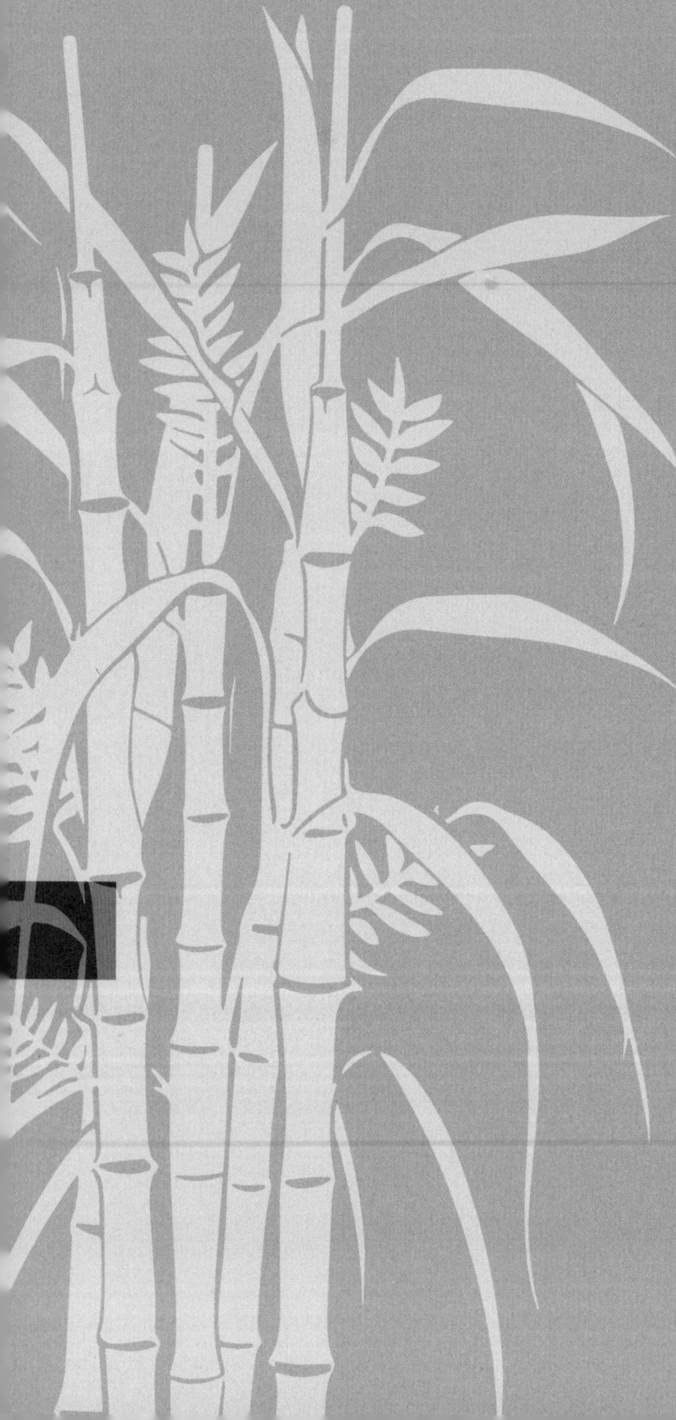

Je t'aime... Moi non plus !
Voilà qui résume bien la relation passionnelle entre les femmes et le sucre. Mesdames, vous serez d'accord pour dire que le sucre, lorsqu'il est conjugué au féminin, est trop souvent synonyme de complexes et de culpabilité. Il est temps de vous réconcilier avec les plaisirs de la gourmandise. Il en va de votre bien-être émotionnel.

Les femmes s'affament !
À qui la faute ?

Depuis la nuit des temps, les femmes s'affament quand les hommes se « goinfrent ». Grâce à l'autrice et journaliste Lauren Malka*, revenons à l'origine de ce malaise qui a dérégulé l'appétit féminin.

Si les femmes s'affament, le coupable est tout trouvé. Ce serait à cause de la religion catholique. Dans la Bible, qui est responsable du péché originel ? Une femme, Ève, croque dans le fruit défendu et entraîne Adam dans sa chute. Dans l'inconscient collectif, c'est acté. Les femmes sont de redoutables tentatrices, des êtres gouvernés par leurs pulsions. C'est ainsi qu'on pose les bases d'une relation conflictuelle entre les femmes et la nourriture.

Le XVIIIe siècle ne va rien arranger. À cette époque, la société se prend de passion pour la grande cuisine, la gastronomie, fondée par Grimod de La Reynière. Il appelle cela la civilité gourmande. Le gourmand devient gourmet. Il s'agit d'associer la gourmandise à quelque chose d'intellectuel, d'érudit, de littéraire. Une sorte de raffinement culinaire. La nourriture n'est plus associée au ventre, mais au palais. Impulsives et dépourvues de raison, les femmes sont bien évidemment exclues des grands restaurants ! Enfin, pas toutes les femmes. Sont acceptées à la table de ces messieurs les courtisanes et les demi-mondaines qui peuvent s'inviter pour le dessert, au moment où les hommes bedonnants déboutonnent leur pantalon, se détendent et se laissent aller aux

11

* Pour en savoir plus sur la relation conflictuelle entre le sucre et les femmes, dévorez sans modération l'ouvrage de Lauren Malka, *Mangeuses : Histoire de celles qui dévorent, savourent ou se privent à l'excès* aux éditions Les Pérégrines.

plaisirs frivoles de la chair. Il ne faudrait pas que ces dames de petite vertu arrivent plus tôt, au risque d'échauffer les sens des hommes et de les déconcentrer dans cet art très sérieux qui consiste à manger.

Cet héritage, qui est encore ancré dans la culture populaire, mène les femmes à un sentiment de culpabilité vis-à-vis de la nourriture, et plus particulièrement des plaisirs sucrés. Les psychologues parlent d'anxiété alimentaire pour qualifier cette préoccupation excessive des femmes, à la fois envers leur corps et leur façon de manger. On comprend mieux pourquoi les troubles alimentaires sont essentiellement féminins.

Les régimes sans sucre ne fonctionnent pas !

Mesdames, qu'on se le dise une bonne fois pour toutes : arrêtez de vous affamer avec des diètes radicales. Les régimes drastiques qui bannissent tous les plaisirs sucrés pour perdre du poids rapidement ne fonctionnent jamais. Au-delà de cette frustration qui peut causer de futurs troubles du comportement alimentaire, 95 % de ces cures échouent. À plus ou moins long terme, on finit toujours par reprendre ce qu'on a perdu en glanant au passage quelques vergetures liées à ces variations de poids brutales qui étirent la peau.

Notre neuropsychologue et directrice de recherche au CNRS, Sylvie Chokron a accepté de percer le mystère de l'effet yoyo contre lequel on ne peut pas grand-chose.

GARE À L'EFFET YOYO !

L'effet yoyo est quasi inévitable. Il faut comprendre que, lorsqu'on prend du poids, on fabrique des cellules de graisse qui vont se remplir. Quand on perd du poids de façon brutale en sortant totalement le sucre de son bol alimentaire, on va vider les cellules de graisse de leur contenu. Mais ces cellules graisseuses ne disparaissent pas. Et comme la nature a horreur du vide, cela va provoquer un stress cellulaire qui va mettre le cerveau en alerte. Celui-ci dispose d'une arme anti-perte de poids redoutable dans l'hypothalamus : le pondérostat. Son rôle est de nous faire garder un poids relativement stable. C'est un mécanisme métabolique de défense pour éviter notamment qu'une perte de poids trop brutale induise l'arrêt des règles chez certaines femmes qui s'affament.

Comment va donc réagir votre cerveau face à une perte de poids rapide ? D'une part, il va sécréter encore plus d'hormones de la faim tout en réduisant celles de la satiété. Vous allez avoir des compulsions et des envies de sucré irrésistibles. D'autre part, dès que vous allez reprendre une alimentation normale, fût-elle équilibrée, votre cerveau va demander que le sucre et le gras que vous consommez soient directement stockés dans vos cellules graisseuses. Vous savez, celles qui se sont vidées sans pour autant disparaître. On reprend donc inévitablement les kilos perdus. Morale de l'histoire, il faut renoncer au régime drastique et honorer ses plaisirs sucrés sans excès.

Assumez vos petites rondeurs sucrées

Le ventre, symbole de féminité, est la première source de complexe chez la femme. 64 % des sondées disent ne pas aimer leur ventre. On est devenu trop attentif à l'aspect extérieur de son ventre, à cette vitrine. Il faut arrêter de penser à sa forme quand on cède au délicieux plaisir de gourmandise. N'oublions pas qu'il est naturel pour un ventre d'être arrondi. Hélas, les « platistes » l'ont emporté, et plus que jamais l'étreinte se resserre d'un cran sur le ventre des femmes.

Alice Augustin*, grand reporter au magazine *Elle* et spécialiste des questions de société, revient aux sources de cette injonction au ventre plat qui culpabilise les femmes et les empêche de profiter de leurs desserts préférés. Avec elle, on assume ses jolies rondeurs.

STOP AU COMPLEXE DU BIDOU

La représentation du ventre des femmes dans la société ne correspond pas à la réalité. Dans les médias, dans la publicité, dans la culture, au cinéma, on voit des ventres de femmes plats, toniques et sans défauts. Cherchez bien, il n'y a pas de poils, de cellulite ou de vergetures. Ce constat n'est autre que le reflet de notre société et des normes de beauté qui y sont édictées. La responsabilité de ces normes revient (encore une fois) aux hommes qui dominent notre société depuis toujours et qui posent ce regard masculin sur le corps des femmes. Il faut envisager l'injonction au ventre plat comme une forme de contrôle exercé sur le corps féminin.

---

* Interview d'Alice Augustin réalisée dans le cadre de l'émission : « Pourquoi est-il si important de chouchouter son ventre ? »

Cette obsession pour la taille fine ne date pas d'hier. Pendant des siècles, les femmes ont dû porter des corsets. Une autre façon de contraindre leur ventre. Plus tard, les femmes ont porté des gaines. Et même quand le corps se libère de ses vêtements dans les années soixante, on voit l'apparition des premiers régimes. On peut encore noter une volonté de contrôler le ventre des femmes. Une volonté tout aussi tenace dans les années quatre-vingt avec l'arrivée du fitness. On a recours aux abdos pour sculpter son ventre de l'intérieur. Une norme qui a trouvé une caisse de résonance sans précédent avec l'arrivée des réseaux sociaux. On pense à la mannequin Emily Ratajkowski, qui s'affiche sur les tapis rouges avec un ventre irréel, concave, incurvé. Et tout ça cinq jours après avoir accouché. La promotion de nouvelles techniques de gainage de plus en plus extrêmes, comme le *stomach vacuum*, n'arrange rien. Plus que jamais, on est dans cette quête du ventre plat.

LE MOUVEMENT DU *BODY POSITIVE* PAS SI POSITIF QUE ÇA

Depuis quelques années est apparu le mouvement du *body positive*, qui tend à proposer d'autres modèles de beauté, d'autres représentations du corps féminin et du ventre des femmes. De prime abord, on ne peut que s'en réjouir. C'est génial de voir la mannequin grande taille, Ashley Graham, qui défile sur les podiums du monde entier. Elle assume ses formes. Mais mettons un petit bémol à cette tendance. La plupart du temps, les ambassadrices de cette nouvelle norme de beauté ont une silhouette en sablier. Certes, elles ont des formes avec des poitrines et des fesses généreuses, mais la taille reste fine et le ventre plat. L'exemple le plus parlant de ce nouveau canon de beauté, c'est Kim Kardashian et son physique irréel, avec ses fesses imposantes, sa taille de guêpe et son ventre musclé. Encore une fois, c'est beaucoup de travail et d'énergie pour obtenir ce corps. On est encore très loin de la réalité des femmes, ce qui génère des complexes et les tient éloignées d'une alimentation gourmande.

UNE INJONCTION AU VENTRE PLAT DE PLUS EN PLUS PESANTE À LA MÉNOPAUSE

On ne vous apprend rien en vous disant qu'à la ménopause, le corps des femmes évolue sous le coup de la diminution des œstrogènes. À cause de ce changement hormonal, les kilos qui se logeaient dans les hanches ou les fesses migrent vers l'abdomen. C'est l'apparition du bidou qui était, jusque-là, réservé aux hommes. Les femmes de plus de 50 ans en ont marre d'être invisibilisées. Le ventre des femmes ménopausées, c'est le tabou ultime qui souffre d'un énorme manque de représentation. C'est d'ailleurs le combat féministe des prochaines années. Espérons qu'en libérant le ventre, on libérera l'assiette des femmes.

Sucre et ménopause : comment les réconcilier ?

À la ménopause, le combat contre le sucre s'intensifie, c'est hormonal. Mesdames, pas de panique. Dans *Bel & Bien*, l'endocrinologue et diabétologue, Emmanuelle Lecornet-Sokol* nous a donné les clés d'une ménopause radieuse et gourmande.

À la ménopause, les niveaux d'œstrogènes diminuent drastiquement. Or, ces hormones féminines ont un effet protecteur de la masse musculaire. Les œstrogènes contribuent à la maintenance de la masse maigre et à la prévention de la dégradation musculaire.

---

* Si vous souhaitez approfondir le sujet du sucre et de la ménopause, jetez-vous sur le livre d'Emmanuelle Lecornet-Sokol, *Et si c'était hormonal ?* aux éditions Hachette bien-être.

Voilà pourquoi, à cette étape de la vie des femmes, elles perdent en muscle pour gagner en graisse, les cellules graisseuses se dirigeant vers l'abdomen. C'est ainsi qu'apparaît la mauvaise graisse viscérale, celle qui entoure les viscères et qui peut provoquer tout un tas de pathologies comme le diabète de type 2 ou les maladies cardiovasculaires. Le sucre devient plus que jamais un danger pour la santé.

Comme il est hors de question de se passer de gourmandises, il faut donc préparer sa ménopause et se refaire une masse musculaire. Rappelons que ce sont nos muscles qui brûlent le sucre et les calories que nous ingurgitons.

Dès que les premiers symptômes de la périménopause apparaissent, on enfile son legging. Emmanuelle Lecornet-Sokol vous recommande 45 minutes de renforcement musculaire trois fois par semaine. Aucune activité physique cardio car, à la ménopause, votre cœur se fragilise. Privilégiez plutôt des exercices de gainage, c'est le meilleur moyen de lutter contre cette fonte musculaire.

Oui, 45 minutes d'exercice, trois fois par semaine, c'est dur. Vous avez pour la plupart des enfants, un mari, une vie professionnelle bien remplie et une satanée charge mentale, mais faites-le ! Le matin au réveil, entre copines pour trouver la motivation ou si vous le pouvez en vous inscrivant dans une salle de sport.

C'est ainsi que vous aurez une ménopause radieuse qui vous maintiendra en bonne santé sans exclure les plaisirs sucrés.

Comment en finir avec les kilos émotionnels ?

Je vous propose d'ouvrir un nouvel horizon. Et si les régimes sans aucun sucre ne servaient à rien ? Si, au contraire, l'accumulation des diètes nous faisait prendre du poids en instaurant une relation toxique à la nourriture et en détruisant notre confiance en nous ? Et si les injonctions au corps parfait provoquaient l'effet inverse en faisant naître des troubles alimentaires responsables de nos crises de boulimie ? Les psychiatres sont formels, nous mangeons nos émotions qu'il s'agisse du stress, de l'anxiété, de la tristesse ou de l'ennui. On appelle ça les kilos émotionnels.

Notre chroniqueur, le psychiatre Christophe André a souvent abordé la question des kilos émotionnels dans ses travaux. Pour lui, aucun doute : chez certaines personnes, essentiellement des femmes, les émotions fortes déclenchent un besoin de réconfort alimentaire souvent sucré aggravé par un sentiment de culpabilité lié à leur poids. Que peut-on y faire ?

Il faut repenser la prise de poids avec une approche holistique de la santé. On ne peut traiter la prise de poids du seul point de vue diététique. Il faut aussi traiter les causes sous-jacentes des habitudes alimentaires émotionnelles. On sait que le stress est un facteur aggravant. L'anxiété et la dépression favorisent la prise de poids émotionnelle. Quand on veut perdre ces kilos, il faut doubler son régime diététique d'un accompagnement psychologique. On peut entamer une thérapie comportementale pour comprendre pourquoi on mange ses émotions. Il est possible de manger en pleine conscience pour apprendre à savourer ses aliments sans les dévorer. La méditation est parfois également une solution pour mettre ses émotions à distance sans recourir à la nourriture. Il faut donc adopter une approche multidimensionnelle afin d'aider les individus à gérer leur poids et leur bien-être émotionnel.

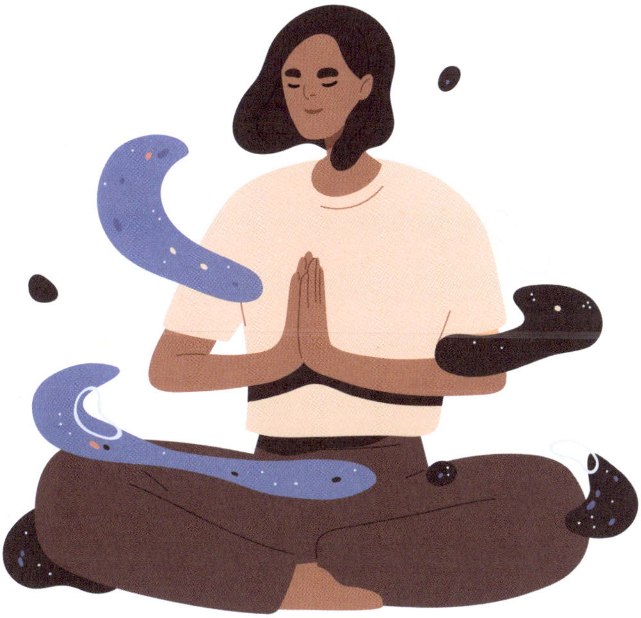

Lettre d'Elsa Wolinski à son gras*

Elsa Wolinski, les régimes, elle les connaît. Elle a joué au yoyo avec son corps pendant des années. Elle s'est affamée, puis elle s'est « goinfrée ». Puis, elle a traîné ses complexes sur la plage ou dans l'intimité, jusqu'au jour où elle a entendu parler des kilos émotionnels. Elle a alors compris qu'elle entretenait une relation toxique avec la nourriture, mais aussi avec son corps. Pour l'occasion, elle a écrit une lettre de confession à l'attention de son gras, de son ventre et de ses bourrelets.

À toi, mon gras. Comment tu vas, depuis le temps ? Je ne dirais pas que tu me manques mais presque. Toutes ces années passées ensemble, collés tous les deux comme des amoureux. Je me souviens, je te regardais sur moi. Je me voyais m'épaissir, ça me rassurait, c'était comme une seconde peau. Une protection contre l'extérieur. Et ça a atteint son paroxysme quand Maryse, ma mère, était malade. Alors là, tout était possible pour ne plus penser et étouffer toutes mes émotions avec du sucré, du salé, du sucré sur du salé. J'étais capable de tout. Nuit et jour à tout venant, je m'empiffrais de sucreries, seule en cachette, pour ne pas être jugée. C'est à cette période que j'ai tout compris.

Grâce à mon psy, j'ai fini par réaliser que mon état émotionnel joue un rôle primordial sur mes variations de poids. En fait, moi, je mange mes émotions. Je mange quand je suis triste, je mange quand je suis

---

* Lettre écrite par Elsa Wolinski dans le cadre de l'émission : « Vive le gras ! Pour votre santé, faites le plein de bonnes graisses »

heureuse. À chaque fois qu'il y a une émotion plus ou moins forte, je sais que la nourriture va m'apaiser. C'est ça, les kilos émotionnels. C'est de la « nourriture doudou ». Ça fait comme des gros câlins. Des gros câlins qu'on mange mais qui sont de courte durée. Alors on y retourne. En fait, le poids que j'ai vraiment à perdre n'est pas forcément dans mes bourrelets, mes bras ou mon cul. Il est surtout dans mes peurs et dans mes angoisses. La montagne à gravir pour la perte de poids est bien plus remplie d'émotions à combattre que de calories à éliminer.

À l'origine de cette relation conflictuelle et passionnelle, il y a mes parents. D'un côté, mon père qui me disait que si on ne finissait pas son assiette sans avoir mal au ventre, c'était qu'on avait mal dîné. De l'autre, ma mère qui me disait tout le contraire. Qu'il fallait picorer au lieu d'engloutir. Elle me répétait tout le temps : « Pour être belle, c'est mieux d'être mince. » C'est là que tout a basculé. L'acte de manger qui n'était que joie et plaisir est alors devenu un truc ambivalent entre « je savoure le rien » ou « je m'étouffe d'un trop-plein ».

Depuis l'adolescence, j'ai toujours été un peu dodue, ronde, gironde, d'aucuns diront confortable. La faute à vingt-cinq ans d'accumulation de régimes foireux. J'ai tout testé, le régime où il fallait compter les points comme si on faisait math sup', le régime où l'on ne mange que de la viande hyperprotéinée avec des œufs et du jambon matin, midi et soir. J'ai banni totalement le sucre de mon alimentation pendant d'interminables semaines. En fait, être en restriction permanente, cela abîme son estime de soi et entraîne des troubles alimentaires. C'est ça qui enraye la machine.

J'ai compris à mes dépens qu'au lieu de culpabiliser les jeunes femmes ou de les complexer vis-à-vis de leur poids, il faut les entourer d'amour, leur faire comprendre qu'elles n'ont pas moins de valeur parce qu'elles ont pris quelques kilos. C'est ce que j'essaie de faire au quotidien avec mes deux filles. Pourvu que ça fonctionne...

CHAPITRE

L'importance d'un microbiote intestinal équilibré pour ne plus déprimer

12

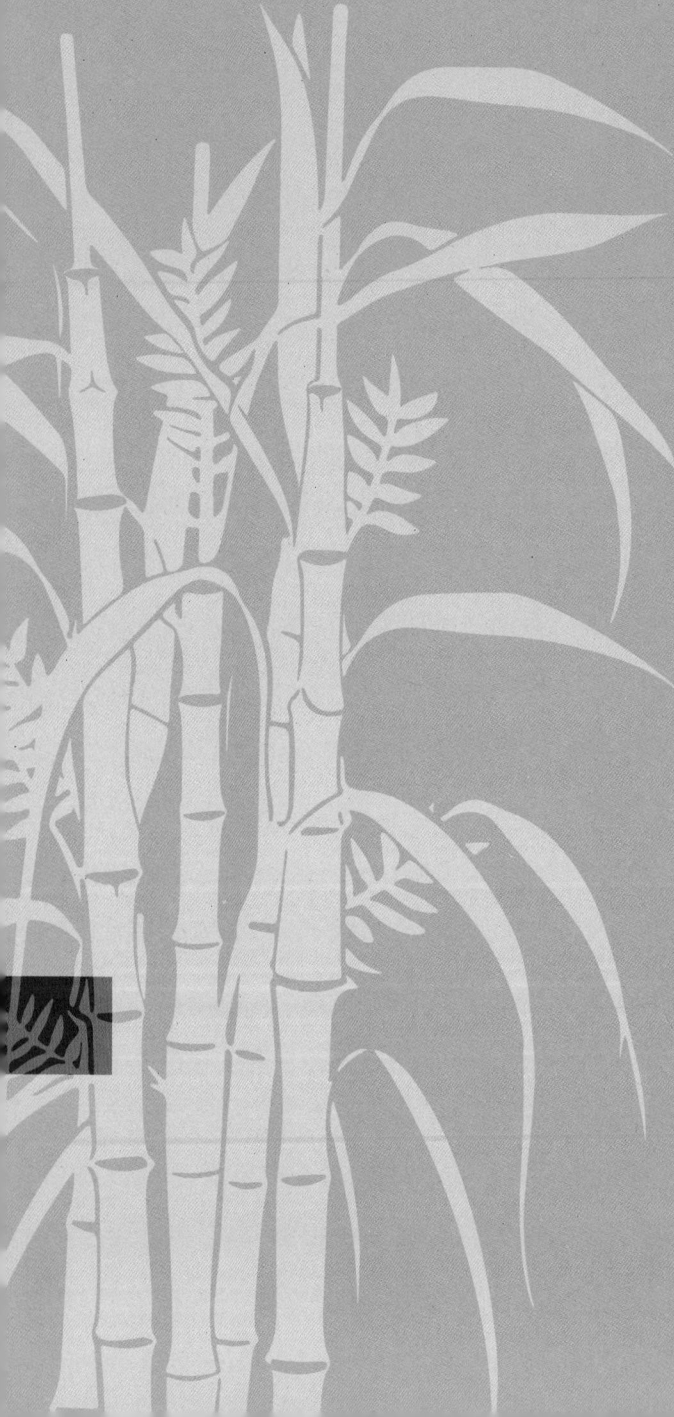

Une vérité scientifique qui pourrait tout changer commence enfin à faire son chemin. On en est désormais convaincu : notre ventre est notre deuxième cerveau. Quand notre microbiote intestinal est perturbé, notre santé psychique aussi. La bonne nouvelle, c'est que la réciproque fonctionne également. On peut désormais soigner les troubles anxieux dépressifs grâce à une alimentation équilibrée qui met la flore intestinale à l'équilibre.

Le ventre : notre deuxième cerveau*

Guillaume Fond, docteur en neurosciences et spécialiste de la psychonutrition, est formel : une alimentation trop riche en sucre ajouté et trop faible en nutriments dérègle notre microbiote intestinal et peut mettre en danger notre santé mentale.**

Attention au trop-plein de sucre ajouté dans l'assiette. Il peut avoir raison de notre microbiote intestinal. En effet, le sucre consommé en excès favorise la pullulation de certaines bactéries dans notre intestin ; notamment celles qui se nourrissent de glucose. Cela se fait au détriment des autres bactéries. Conséquence : notre microbiote intestinal est déséquilibré. Et c'est loin d'être anodin. D'un point de vue physique, il en résulte des inflammations chroniques de l'intestin, une barrière intestinale fragilisée qui devient perméable aux substances nocives que nous ingérons, une baisse drastique de l'immunité de 70 % et de nombreux troubles gastriques.

Mais ce que les gens ignorent, c'est qu'un microbiote intestinal malade accroît aussi les risques de stress et de dépression. Oui, notre microbiote intestinal joue un rôle majeur sur notre santé mentale, car le ventre et le cerveau communiquent ensemble en permanence par l'intermédiaire du nerf vague, le nerf le plus long du corps humain. Ventre et cerveau forment un duo complémentaire

---

* Interview de Guillaume Fond réalisée dans le cadre de l'émission : « Dépression féminine : comment aller mieux ? »

** Pour tout savoir sur le lien méconnu entre la santé mentale et le microbiote intestinal, je vous conseille le livre du docteur Guillaume Fond, *Bien nourrir son cerveau pour lutter contre le stress, la dépression et le déclin cognitif,* aux éditions Odile Jacob.

qui assure inconsciemment notre équilibre psychique. Preuve de l'importance de notre ventre sur notre bien-être, 90 % de la sérotonine, le neurotransmetteur de la sérénité, est secrété par nos intestins. Vous comprenez maintenant pourquoi on dit du ventre qu'il est notre deuxième cerveau.

Conséquence de cette relation entre nos intestins et notre tête : quand le ventre va, tout va. Et vice versa. 60 % des dépressifs ont un microbiote en mauvaise santé. Et ce n'est pas une coïncidence. Il faut donc chouchouter son microbiote intestinal pour se sentir bien dans sa tête.

COMMENT AVOIR UN MICROBIOTE SAIN POUR SE SENTIR BIEN ?

La règle d'or qu'on vous répète depuis le début de ce livre : tournez-vous vers des aliments bruts que vous allez cuisiner. Éloignez-vous de l'alimentation transformée. Le régime antidéprime idéal est le fameux régime méditerranéen à base de bons produits comme l'huile d'olive, le fromage de chèvre frais, les légumineuses, les céréales complètes, les légumes de saison ou encore les poissons gras. Il a été démontré que ceux qui l'adoptaient voyaient le risque de faire une dépression chuter de 15 %. Parmi les produits issus de cette alimentation méditerranéenne à réintégrer dans son assiette pour aller mieux, il y a d'abord les fruits, qui diminuent à eux seuls de 15 % le risque de dépression. Pensez aussi aux produits laitiers antidéprime comme le *skyr*, qui est riche en protéines et faibles en graisses saturées. Ainsi, on peut envisager un petit déjeuner du bonheur : du *skyr* agrémenté de framboises ou de myrtilles. Ces fruits rouges peuvent être consommés toute l'année grâce à la congélation qui conserve l'intégralité de leurs nutriments et vitamines. Si on applique ce régime alimentaire, on renforce son microbiote et on fortifie son cerveau qui devient moins vulnérable à l'anxiété.

Mais ce n'est pas suffisant. Le régime méditerranéen ne permet pas à lui seul d'atteindre les objectifs en nutriments nécessaires à notre bonne santé mentale, car notre alimentation s'est appauvrie au fil du temps. Cela vaut notamment pour l'apport en oméga 3 que l'on puise dans les poissons gras d'élevage nourris aux farines végétales. Conséquence de cette culture, au lieu des 2 g d'oméga 3 requis quotidiennement pour aller bien, notre apport est seulement de 600 mg par jour. Ce n'est pas assez. Voilà pourquoi on conseille une supplémentation en algue sous forme de gélule. Autre carence : la vitamine D. 80 % des Français en manquent à cause de notre alimentation moderne appauvrie en nutriments. Là aussi, des compléments alimentaires peuvent nous aider. Au même titre qu'une supplémentation en zinc, qui a prouvé son efficacité dans l'amélioration de l'humeur. Ce cocktail magique - oméga 3, vitamine D et zinc - est un formidable antidépresseur naturel. C'est démontré scientifiquement. Seulement deux petites semaines de modifications alimentaires suffisent à rééquilibrer notre microbiote intestinal et à améliorer notre santé mentale. Et ça, c'est une excellente nouvelle ! D'ailleurs, les psychiatres sont en train de s'emparer de ces recommandations internationales pour prescrire des nutriments en santé mentale. Hélas, ces compléments alimentaires ne sont pas encore remboursés par la Sécurité sociale. Ce qui pose une vraie question de santé publique parce qu'on a des antidépresseurs remboursés d'un côté et, de l'autre, des nutriments qui ne le sont pas. On peut le regretter, car il faut d'abord vérifier que nos cerveaux sont bien nourris avant de penser aux antidépresseurs. La plupart des troubles psychologiques proviennent d'un cerveau dénutri à cause de l'effondrement de la biodiversité de notre intestin, qui est en miroir de celui de notre environnement et de notre alimentation moderne...

Le microbiote intestinal des femmes

Ce lien entre microbiote intestinal et santé mentale est donc la révolution scientifique du moment. Et c'est encore plus prégnant chez la femme. Dans l'étude mentale conduite sur le sujet auprès de 20 000 personnes, on a distingué les hommes et les femmes par tranche d'âge : les 18-34 ans, les 35-54 ans et les plus de 55 ans. Chez les plus jeunes, on a constaté que la consommation de produits ultra-transformés et de sodas augmente le risque de dépression de manière équivalente chez les deux sexes. En revanche, à partir de 35 ans, c'est surtout chez les femmes qu'on retrouve cette corrélation. La raison ? Les femmes ont un microbiote intestinal plus vulnérable à cause des grandes variations hormonales qu'elles subissent au cours de leur vie, ce qui les rend plus sensibles à l'alimentation moderne et, par conséquent, à la dépression. Mesdames, soyez donc vigilantes.

Les FODMAP, ces glucides qui veulent du mal à votre microbiote intestinal

Avez-vous déjà entendu parler des FODMAP* ? Si j'étais vous, je m'en méfierais.

Les FODMAP sont des glucides de petite taille, très peu absorbés par l'intestin grêle, qui fermentent dans notre tube digestif et dérèglent

---

* FODMAP signifie en français : oligosaccharides, disaccharides, monosaccharides et polyols fermentescibles par la flore intestinale.

complètement notre microbiote intestinal. Il en résulte des distensions du côlon, des ballonnements à répétition, des constipations chroniques, des maladies digestives telles que le SIBO ou le syndrome de l'intestin irritable, sans oublier de nombreux troubles anxieux dépressifs. En moyenne, on estime que les FODMAP indisposent 20 % de la population française. Essentiellement des femmes.

Hélas, les FODMAP se trouvent dans de nombreux aliments de grande consommation comme les poireaux, les oignons, les lentilles, les pois chiches, les yaourts, les produits laitiers, le fromage frais, les fruits à noyau, la quasi-totalité des produits transformés, mais aussi dans tous les sodas édulcorés et dans les chewing-gums sans sucre.

Quand on a un microbiote perturbé, avec tous les risques que cela comporte pour notre santé mentale et physique, on conseille donc de bannir complètement les FODMAP de notre assiette pendant trois semaines avant de les réintégrer progressivement dans notre alimentation et de personnaliser notre régime en identifiant les FODMAP qu'on supporte et ceux qui nous pourrissent la vie. Hélas, les sortir de notre assiette n'est pas une mince affaire. J'ai donc lancé un challenge au nutritionniste Raphaël Gruman : préparer trois repas savoureux pour un bol alimentaire pauvre en FODMAP. L'objectif est de remettre notre microbiote intestinal à l'équilibre sans négliger la notion de plaisir.

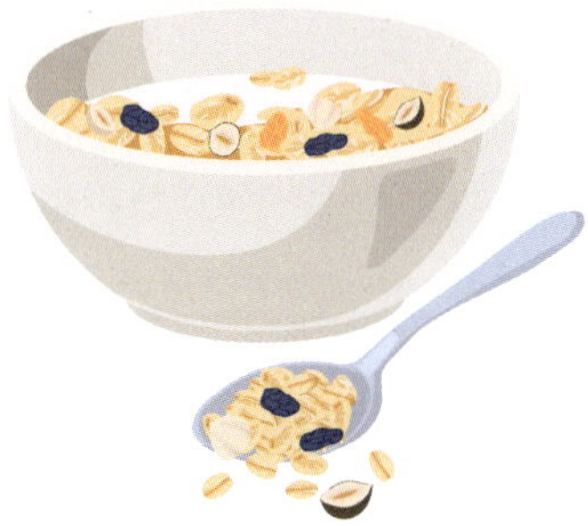

LE PETIT DÉJEUNER PAUVRE EN FODMAP

Au petit déjeuner, préparez-vous un bon porridge. On apporte une base de glucides avec des flocons d'avoine. On remplace les laitages traditionnels par des boissons végétales comme la boisson végétale à l'amande qui ne contient aucun FODMAP.

On intègre ensuite des graines de chia pour un apport protéique à ce petit déjeuner.

Pour plus de gourmandise, on peut également ajouter quelques fruits comme de la grenade ou des myrtilles qui vont apporter de la couleur et du bon sucre dans l'assiette.

Vous pouvez aussi vous lâcher sur le chocolat à plus de 65 %, qui ne contient aucun FODMAP. Ainsi, vous avez un petit déjeuner équilibré et sucré qui prend soin de votre microbiote intestinal.

LE DÉJEUNER PAUVRE EN FODMAP

Pour le déjeuner, on va intégrer une base de protéines afin d'avoir un apport suffisant d'énergie pour le reste de la journée. Les viandes ne contiennent pratiquement aucun FODMAP. Lâchez-vous sur le poulet, la dinde, le bœuf, le porc, l'agneau, le canard et le veau. Évitez simplement de les cuisiner avec de l'ail ou de l'oignon qui sont des condiments très indigestes. Méfiez-vous aussi des charcuteries industrielles qui contiennent des ingrédients transformés riches en FODMAP.

Vous pouvez ensuite intégrer à votre recette une protéine végétale telle que le riz, les lentilles, les haricots, le maïs, les pois chiches ou le blé. Ma préférence va pour le quinoa qui contient des fibres. Idéal pour vous rassasier et lisser votre glycémie.

Pour mettre de la saveur dans l'assiette, vous pouvez ajouter des tomates, mais aussi des herbes comme la coriandre ou la ciboulette. Enfin, liez le tout avec de bonnes matières grasses végétales comme l'huile d'olive. Un peu de sel et de poivre et vous allez vous régaler.

LE DÎNER
PAUVRE EN FODMAP

Au dîner, on essaie d'avoir un repas léger, pas trop copieux, pour éviter que la digestion ne pèse sur le sommeil.

On peut cuisiner un pavé de saumon auquel on va intégrer un petit peu de lait de coco qui ne contient aucun FODMAP.

On peut également ajouter une petite quantité de matière grasse d'origine végétale avec un filet d'huile d'olive pour la cuisson.

Pour plus de goût, vous pouvez intégrer du curry qui a des propriétés antioxydantes très intéressantes.

Enfin, pour densifier ce plat, on l'accompagne d'une purée de patates douces qui va apporter des fibres et de bons glucides à votre repas.

Le sucre et l'hiver : Méfiez-vous de ce duo infernal !

L'hiver jette un froid sur notre moral et le blues nous envahit. Pas le blues de Johnny, non, celui du coup de mou, de la mélancolie des beaux jours et donc de la déprime. Et c'est normal ! Quand les jours raccourcissent, l'exposition à la lumière naturelle vient à manquer. Or, c'est elle qui stimule la production naturelle de sérotonine, l'une des fameuses hormones du bonheur. Et qui dit moral en berne dit besoin de réconfort et envies de sucreries. On a tous tendance à se consoler avec le sucré. Mais ce n'est pas tout. La sérotonine joue aussi un rôle crucial dans la régulation de l'appétit et dans l'apparition de compulsions alimentaires hivernales. En somme, l'hiver réveille nos pulsions sucrées à double titre. On se jette sur des « aliments doudous » pour se consoler, mais aussi pour satisfaire son appétit grandissant. Cela dit, méfiance, l'abus de sucre peut accentuer ce phénomène de déprime. En associant le réconfort à la prise d'aliments sucrés qui font du bien à l'instant T, on peut créer de mauvais reflexes alimentaires et une prise de poids qui influence rarement positivement l'estime de soi. Comment sortir de ce cercle vicieux pour profiter des plaisirs sucrés sans tomber dans l'excès, sans grossir, ni déprimer ?

La solution porte un nom : le tryptophane. Un acide aminé précurseur de la sérotonine qui stimule sa production et compense l'absence de lumière extérieure par l'assiette. Mais où le trouve-t-on ? Encore une fois, tournez-vous alors vers le salé en hiver. Pensez viande blanche pauvre en calories, comme le poulet et la dinde. Intégrez aussi des œufs et des produits laitiers dans votre alimentation. Vous pouvez également avoir la main lourde sur les poissons qui en contiennent énormément. Ainsi, vous relancez la production de sérotonine pour combattre le blues hivernal et mettre le sucre à bonne distance. Et pour les végans : préférez les sources de protéines végétales que l'on trouve dans le soja, les edamames, le tofu ou les algues comme la spiruline. Agrémentez le tout de légumineuses telles que les lentilles ou les pois chiches. Ça y est, vous savez quoi faire pour passer l'hiver sans déprimer tout en gardant la ligne.

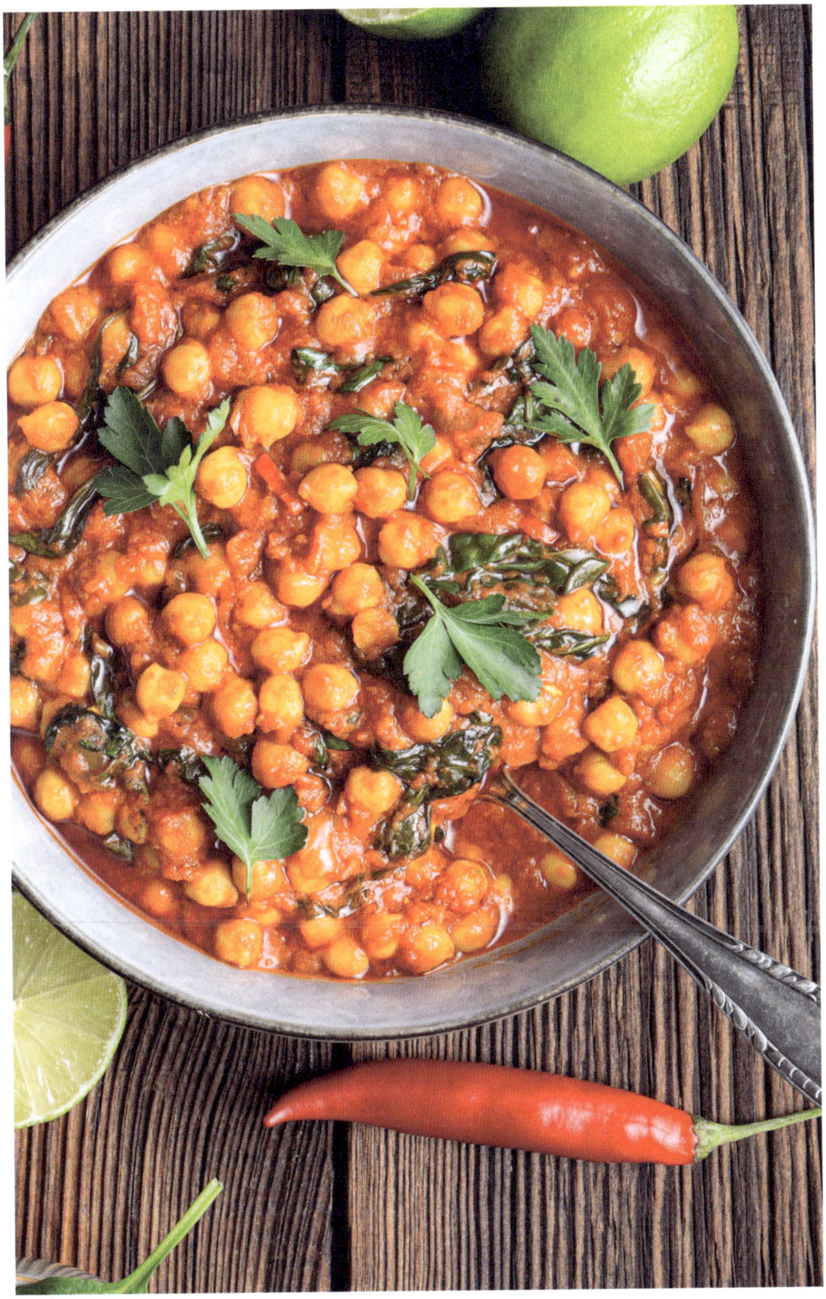

CONCLUSION

Le sucre social

Pour conclure cet ouvrage, louons un autre aspect essentiel du sucre : sa dimension sociale. Et pour vous en faire la plus belle démonstration, je vous propose le témoignage passionnant de la journaliste et auteure du livre *Zéro sucre*, Danièle Gerkens. Chroniqueuse de *Bel & Bien*, cette ancienne addicte au glucose a vécu un an sans sucre. Le constat est sans appel : c'est dur, la frustration mène à des craquages. Mais le plus étonnant n'est pas là. Arrêter le sucre, c'est un combat drastique perdu d'avance, car le sucre de nos pâtisseries et de nos desserts préférés est synonyme de générosité, de joie et surtout de partage. Un sevrage qui peut conduire à une forme d'exclusion sociale.
Voici le récit qu'elle avait partagé sur le plateau de *Bel & Bien.**

---

* Interview de Danièle Gerkens réalisée dans le cadre de l'émission : « Comment manger sucré en restant mince et en bonne santé »

Un an sans sucre, Danièle Gerkens l'a fait !

Danièle Gerkens, avant de nous parler de votre enquête grandeur nature, êtes-vous par nature gourmande ?

DANIÈLE GERKENS : Oh que oui. Je suis gourmande. Je l'ai toujours été. Quand je ne mange pas, je cuisine, quand je ne cuisine pas, je fais des courses et, le reste du temps, je pense à ce que je vais manger.

Pourquoi vous êtes-vous lancée dans ce sujet complètement fou ?

D. G. : D'abord pour des raisons de santé, car il y a de nombreux cas de diabète dans ma famille, mais aussi pour mener une enquête grandeur nature sur les effets du sucre.

Racontez-nous comment vous avez mis en place ce régime.

D. G. : Avant de vider mes placards, je me suis posé cette question : quelle est la place du sucre dans ma vie ? Souvent, on ne se rend pas compte de la place qu'il prend. Et je l'ai appris à mes dépens. La première semaine de sevrage, vous êtes porté par votre projet, c'est génial, et puis votre organisme n'a pas trop le choix. À partir de la deuxième semaine, ça devient beaucoup plus compliqué. Parce qu'en fait, vous avez littéralement des envies de sucre, notamment parce qu'au niveau cérébral, vous n'avez plus ces shoots de dopamine. Vous pensez au sucre toute la journée et, même pendant la nuit, vous rêvez de sucreries, car vous êtes littéralement en manque.

Comment avez-vous fait pour résister à ces alertes ?

D. G. : J'ai trouvé des combines. La première, c'est d'éviter de s'affamer. On commence par un petit déjeuner salé. On prend une tranche de jambon, des œufs sous toutes leurs formes. Aucun souci, vous n'aurez pas faim dans la matinée. Cela dit, même si vous êtes rassasié, le sucre finit par vous manquer. Ma petite astuce pour tromper l'envie de sucré : avoir toujours avec moi une boîte avec des noisettes grillées et torréfiées. Pourquoi ? Parce que les noisettes, on en mange tous régulièrement et on les associe au goût sucré. J'ai créé des associations qui m'évoquaient le sucre - sans en être - pour alléger mon fardeau.

Quelles ont été les réactions de la société ?

D. G. : Ce qui est surprenant, c'est que vous êtes loin de susciter l'enthousiasme. Pour une raison très simple, c'est l'effet miroir. Jamais on n'a essayé de me faire manger autant de gâteaux, de sucreries et de pâtisseries que pendant l'année où j'ai dit que je ne mangeais pas de sucre. Très vite, vous vous dites : « Je fais comment pour résister à cette pression sociale ? » C'est moche mais j'ai menti à mes proches. J'ai dit à tout le monde que j'avais un risque de faire du diabète, ce qui n'est pas complètement faux. Là, tout le monde arrête de vous juger, de vous embêter ou de vous tenter. Le vrai souci quand on bannit le sucre de l'assiette, c'est que vous passez pour la rabat-joie et on vous invite de moins en moins. Ça ressemble à une forme d'exclusion sociale.

Qu'est-ce que vous gardez aujourd'hui de cette expérience dix ans après ?

D. G. : Cette expérience n'est pas tenable dans la durée pour des raisons de frustration et d'exclusion sociale. Mais elle a été bénéfique malgré tout. Mon palais et mes mauvaises habitudes alimentaires ont été transformés. Là où avant j'aurais mangé deux ou trois boules de glace, aujourd'hui, au bout d'une demi-boule, ça ne m'apporte plus vraiment de plaisir. J'ai globalement « désucré » mon alimentation.

L'épilogue de Christophe André : le sucre est social, on ne peut donc définitivement pas s'en passer*

À la lumière du témoignage de Danièle Gerkens, le psychiatre et psychothérapeute Christophe André nous a livré sa conclusion 100 % déculpabilisante sur les plaisirs sucrés. Le mot de la fin lui revient.

Au fil des pages de ce livre, on a retenu que le sucre est synonyme de bien-être et de moments joyeux, partagés en famille ou entre amis. Il ne faut pas entrer en guerre absolue contre le sucre. En se sevrant totalement, on s'engage dans une bataille à long terme qui va être difficile à tenir. Avec ce type d'effort prolongé que l'on ressent lorsque l'on s'impose ces régimes drastiques sans sucre, c'est évident que cela va créer de la frustration. À certains moments, on va finir par craquer et grignoter. Dans ces instants précis, on culpabilise, on s'en veut, on se fait des tas de reproches, ça va aggraver encore le stress. Le risque est de développer un rapport conflictuel avec la nourriture qui va vous conduire à vous jeter davantage sur le sucré.

Je dirais que le sucre, c'est un peu comme l'alcool finalement. Ce sont des amis qu'il faut fréquenter avec modération, avec vigilance.

---

* Cet épilogue a été réalisé dans le cadre de l'émission : « Comment manger sucré en restant mince et en bonne santé ».

Je retiendrais deux grands conseils pour faire du sucre votre allié santé et bien-être.

Premièrement, on essaie de réserver les plaisirs sucrés à des temps de partage social. Finalement, on ne boit pas d'alcool tout seul. C'est pareil pour le sucre, évitons de nous goinfrer de bonbons ou de sucreries tout seul. Mais quand on est avec les autres, ça limite déjà la fréquence et ça procure encore plus de plaisir.

Secondement, dégustez vos plaisirs sucrés. Quand vous prenez une sucrerie, profitez du moment. Régalez-vous et prenez votre temps. Bouchée après bouchée, reposez votre cuillère et savourez. Vous allez multiplier le plaisir et limiter votre consommation en même temps. Vous mettrez ainsi la culpabilité à distance.

Vous savez ce qu'il vous reste à faire pour manger sucré sans vous frustrer ni mettre votre santé en danger.

Cet ouvrage est composé de matériaux issus
de forêts bien gérées certifiées FSC®,
de matériaux recyclés et de matériaux issus
d'autres sources contrôlées.

Le Forest Stewardship Council®
est une organisation internationale non
gouvernementale qui encourage une gestion
écologiquement adaptée, socialement bénéfique
et économiquement viable des forêts de la planète.
Pour en savoir plus,
consultez le site www.fsc.org

FSC
www.fsc.org
MIXTE
Papier | Pour une gestion forestière responsable
FSC® C007507

Achevé d'imprimer en décembre 2024
par Graphycems
Dépôt légal : janvier 2025

Imprimé en Espagne